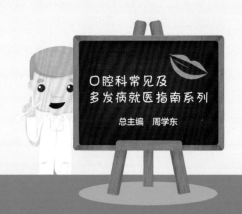

口腔科常见及
多发病就医指南系列

总主编 周学东

镶牙

就医指南

主 编 陈吉华

副主编 王 富 牛丽娜

U0212275

人民卫生出版社
·北京·

图书在版编目（CIP）数据

镶牙就医指南 / 陈吉华主编 . —北京：人民卫生出版社，2020.11

ISBN 978-7-117-30760-4

Ⅰ.①镶… Ⅱ.①陈… Ⅲ.①镶牙 – 指南 Ⅳ.①R781.05-62

中国版本图书馆 CIP 数据核字（2020）第 201315 号

人卫智网	www.ipmph.com	医学教育、学术、考试、健康，购书智慧智能综合服务平台
人卫官网	www.pmph.com	人卫官方资讯发布平台

镶牙就医指南
Xiangya Jiuyi Zhinan

主　　编：陈吉华
出版发行：人民卫生出版社（中继线 010-59780011）
地　　址：北京市朝阳区潘家园南里 19 号
邮　　编：100021
E - mail：pmph @ pmph.com
购书热线：010-59787592　010-59787584　010-65264830
印　　刷：北京顶佳世纪印刷有限公司
经　　销：新华书店
开　　本：710×1000　1/16　　印张：10
字　　数：143 千字
版　　次：2020 年 11 月第 1 版
印　　次：2020 年 11 月第 1 次印刷
标准书号：ISBN 978-7-117-30760-4
定　　价：69.00 元

编者

（以姓氏笔画为序）

王　革　武汉大学口腔医院

王　富　空军军医大学第三附属医院

牛丽娜　空军军医大学第三附属医院

方　明　空军军医大学第三附属医院

田　敏　空军军医大学第三附属医院

邢文忠　大连医科大学附属大连市口腔医院

江青松　首都医科大学附属北京口腔医院

李　芳　空军军医大学第三附属医院

李　岩　空军军医大学第三附属医院

李长义　天津医科大学口腔医院

杨　坚　北京大学口腔医院

杨静远　温州医科大学口腔医学院·附属口腔医院

佘文珺　上海交通大学医学院附属第九人民医院

张　凌　空军军医大学第三附属医院

张新春　中山大学附属口腔医院

陈小东　大连医科大学附属大连市口腔医院

编者

陈永吉　湖北医药学院附属太和医院

陈吉华　空军军医大学第三附属医院

顾　斌　中国人民解放军总医院第一医学中心

高　婧　空军军医大学第三附属医院

高珊珊　四川大学华西口腔医院

董　岩　空军军医大学第三附属医院

程　辉　福建医科大学附属口腔医院

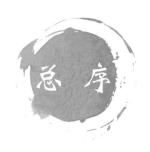

总序

　　口腔是人体的第一门户，牙是人体最坚硬的器官，承担着咬切、咀嚼、发音、言语、美容、社交等生理功能。人们常说，牙好，胃口好，身体就好。口腔健康是人体健康的重要组成部分。2017年公布的第四次全国口腔健康流行病学调查结果显示几乎人人都存在口腔问题。口腔常见病主要有龋病、牙髓病、根尖周病、牙周病、唇腭裂、错𬌗畸形、牙缺损、牙列缺失、口腔黏膜癌前病损、口腔癌等。口腔慢性病如龋病、牙髓病、根尖周病作为牙源性病灶，可以引起全身系统性疾病；而一些全身性疾病，如血液系统疾病、罕见病等也可在口腔出现表征，严重影响人体健康和生活质量。为提高百姓口腔卫生意识、促进全民口腔健康，我们编写了一套口腔科普图书"口腔科常见及多发病就医指南系列"。

　　本套书一共12册，细分到口腔各专业科室，针对患者的问题进行详细讲解，分别是《牙体牙髓病就医指南》《牙周病就医指南》《口腔黏膜病就医指南》《唇腭裂就医指南》《口腔颌面部肿瘤就医指南》《颜面整形与美容就医指南》《牙种植就医指南》《口腔正畸就医指南》《儿童牙病就医指南》《镶牙就医指南》《拔牙就医指南》《颞下颌关节与面痛就医指南》。主编分别由四川大学华西口腔医院、北京大学口腔医院、空军军医大学第三附属医院、中山大学附属口腔医院、南京医科大学附属口腔医院、中国医科大学附属口腔医院、广州医科大学附属口腔医院的权威口腔专科专家组成。

本套书以大众为读者对象,以患者为中心讲述口腔疾病的就医流程和注意事项,以症状为导向、以解决问题为目的阐述口腔疾病的防治,以老百姓的用语、接地气的语言将严谨、科学的口腔医学专业知识转化为通俗易懂的口腔常见病、多发病就医知识。具体有以下特点:①主编为权威口腔院校的知名专家、长期在口腔科临床工作的专科医生,具有多年行医的经验体会,他们在医学科普上均颇有建树;②编写时征询了患者对疾病想了解的相关问题和知识,采取一问一答的形式,以患者关心的角度和内容设问,用浅显的、易于理解的方式深入浅出地介绍口腔的基本知识,以及口腔常见病的病因、症状、危害、治疗、预后及预防等内容;③目录和正文内容均以患者就医的顺序,按照就医前、就医时、就医后编写疾病相关内容;④内容通俗易懂,文字生动,图文并茂,适合普通大众、非口腔专科医生阅读和学习;⑤部分图书配有增值服务,通过扫描二维码可观看更多的图片和视频。

编写团队希望读者认识口腔,提高防病意识,做到口腔疾病早预防、早诊治。全民健康从"齿"开始。

总主编　周学东

2019 年 1 月

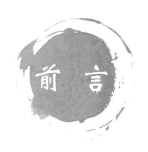

前　言

　　口腔疾病是常见病、多发病,发病率高,对人体全身健康有重要影响。随着人们生活水平的提高,百姓对口腔疾病的危害性及治疗口腔疾病重要性的认识也在快速提高,走进口腔医院就诊的患者也越来越多。但是,由于多数综合医院一个口腔科治疗所有口腔疾病的现状,且患者缺乏口腔疾病各分科的知识,一旦走入口腔专科医院或者学科设置比较完整的口腔诊疗机构,对自己的口腔疾病到底该找哪个专科的医生就诊,往往会陷入无所适从的境地。这必然会降低就诊效率,影响就诊感受。另外,由于多数患者对口腔疾病缺乏基本的认识和理解,即使找对了专科就诊,也会影响和医生的沟通进而影响诊疗效果。在此背景下,人民卫生出版社组织口腔各专业专家编写科普图书"口腔科常见及多发病就医指南系列",其意义不言而喻。2017 年 6 月,总主编周学东教授和人民卫生出版社召集各分册编写负责人在成都开会,进行任务布置并明确编写要求,《镶牙就医指南》也随之开始编写工作。

　　本书按照全套书编写的总要求,以贴近百姓就医习惯和百姓易懂的语言介绍专业知识,让患者能一听就懂,一看就明白。本书的书名为"镶牙就医指南",而不是专业名称"口腔修复就医指南"就是一个最直观的体现。由于"镶牙"这一概念在百姓心目中是有具体指向的,即缺失牙齿的修复。因此,本书紧紧围绕缺失牙齿修复全过程涉及的各相关知识点展开,所有问题力争从患者平时就诊和医生沟通时最关心、最常见的问题中提取,希望通过这些问题的解答能够加深患者对口腔修复专业的认识,初步理解各类缺损修复的技术特点、不同修复方案的适应证以及不同材料的优缺点,从而有益于医患沟通,有效提高缺失牙齿的修复效果。

参与本书编写的作者是来自全国各主要口腔医学院校及专科医疗机构的口腔修复科医生,他们长期在临床第一线工作,每天都在和口腔修复患者接触,因此非常清楚患者对哪些问题最感兴趣,哪些基本知识让患者了解后有益于医患交流,有益于提高患者对修复体的认知,提高患者在诊疗过程中的配合程度,并最终提高修复效果。

敬请同行专家对本书提出宝贵意见,特别欢迎广大读者结合自身需求提出有益修改意见,将来如果再版,一定会充分纳入大家的良好建议,使《镶牙就医指南》能真正为患者就医提供有效指导!

陈吉华

2020 年 9 月

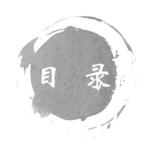

目录

01 第一章
基本问题

02 第二章
牙体缺损的修复

03 第三章
美学修复

04 第四章
牙列缺损的固定义齿修复

05

第五章
牙列缺损的可摘局部义齿修复

06 第六章
全口义齿修复

07

第七章
种植修复

08

第八章
颌面缺损修复——赝复

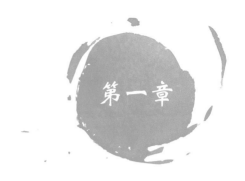

第一章

基 本 问 题

1. 牙掉了想镶牙应该去哪个科室治疗?

只要患者有镶牙的愿望,建议第一次就诊就到口腔修复科进行综合治疗。镶牙在口腔医学中的术语是口腔修复。口腔修复科就是制订综合治疗方案,完成修复设计和实施的科室。口腔修复综合治疗是指根据患者具体情况,在认真细致全面检查的基础上,结合相关专业知识和治疗技术,制订出系统完整的治疗和初步修复设计方案,包括必要的修复前治疗、合理的修复治疗设计以及详尽周密的修复后维护措施等。通俗讲,修复就像盖房子,先进行修复设计,然后去其他科室进行相关治疗——"打地基"。基础打好之后,再回到口腔修复科"盖房子"——做修复体,并对"房子"——修复体进行定期维护和修理。

2. 牙齿掉了为什么应该及时修复?

牙齿缺失后会出现如下多方面的危害:

（1）影响口颌系统健康：神经、肌肉、关节与咬合是一个有机的整体，任何一个环节异常都会给其他部分造成伤害。长期缺牙未及时修复可能导致缺牙处的邻牙向缺隙倾斜移位，余留牙之间出现间隙，对颌牙失去咬合接触而伸长（图 1-1），导致食物嵌塞、咬合干扰、牙周组织病变。长期偏侧咀嚼导致面部左右不对称。多数后牙长期缺失未修复形成咬合干扰，导致咬合关系紊乱、后牙咬合支持丧失、垂直距离降低等，继而引起颞下颌关节病变。

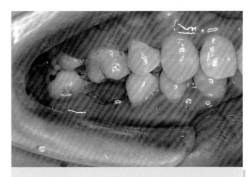

图 1-1　牙齿缺损后的牙列变化

（2）咀嚼功能减退：缺牙越多对咀嚼功能影响越大，甚至导致完全丧失咀嚼功能。

（3）辅助发音功能障碍：前牙缺失会导致唇齿音、齿音和舌齿音发音不清。

（4）影响面容美观：多颗前牙缺失，唇部组织会发生内陷，皮肤皱纹增加。前后牙多数缺失可致咬合支持丧失，面下 1/3 高度变短，面容苍老。

长期缺牙后咀嚼障碍影响胃肠消化功能和营养摄入，发音和美观障碍影响社交生活以及精神心理健康。因此，缺牙后应该及时镶牙，即进行修复治疗，在恢复功能的同时避免进一步的损害。

3. 拔牙后多久修复缺牙比较合适？

一般拔牙 3 个月后，创面愈合良好，牙槽嵴吸收趋于稳定，可以开始进行修复治疗。对于糖尿病患者、老年患者等，创面愈合慢，修复时间应相应后推。

为了缩短无牙期，过渡性全口义齿和可摘局部义齿的修复治疗可以提前到拔牙后 1~2 周进行，待牙槽嵴吸收稳定后行义齿重衬或重新制作。若计划拔除的是个别前牙,可在拔牙前取印模制作即刻义齿,在义齿制作完成后再拔牙,就可在拔牙后 1~2 小时配戴即刻可摘局部义齿作为正式修复前的过渡。

有意愿进行种植修复的患者,通常也是在拔牙后 3 个月拍摄 CBCT 并进一步检查以评估是否可以行种植修复。对于因外伤导致的牙折等情况,患牙无法保留而牙周及根尖周无炎症时,可以在拔除患牙的同时进行种植体植入手术,以利于早期修复。

4. 修复缺牙有哪些方法?

牙列缺损的修复方法有固定局部义齿修复、可摘局部义齿修复、固定 - 可摘联合修复、种植义齿修复等方法。

(1)固定局部义齿:固定局部义齿是修复牙列中一个或几个缺失牙的修复体,依靠粘固剂、粘接剂或固定装置与缺牙两侧牙齿连接在一起,从而恢复缺失牙的解剖形态与生理功能(图 1-2)。由于这种修复体患者不能自由摘戴,故简称固定义齿,也称固定桥。

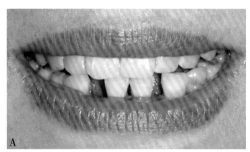
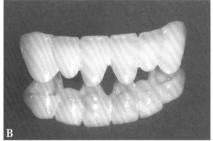
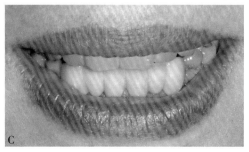

图 1-2 牙列缺损的固定局部义齿修复
A. 牙列缺损义齿修复前 B. 固定局部义齿 C. 固定局部义齿修复后

（2）可摘局部义齿：可摘局部义齿俗称"活动假牙"，是利用天然牙、基托下黏膜和骨组织作支持，依靠义齿的固位体和基托固位，用人工牙恢复缺失牙的形态和功能，用基托材料恢复缺损的牙槽嵴、颌骨及其周围的软组织形态，患者能够自行摘戴的一种修复体（图1-3）。其适用范围广，牙体组织磨切量少，制作简便，费用低廉，便于修理。但体积相对较大，初戴时常有异物感，有时会影响发音，稳定性及咀嚼效能均不如固定义齿，若设计不合理，可能会造成基牙损伤。此外，初戴时也可能引起黏膜溃疡，需要医生进一步调改。

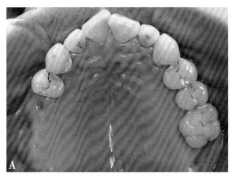
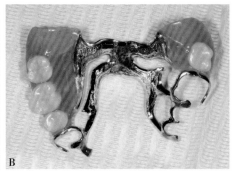
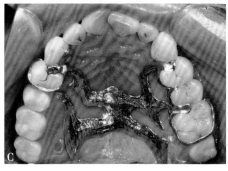

图 1-3 可摘局部义齿修复
A. 牙列缺损修复前　B. 可摘局部义齿
C. 可摘局部义齿修复后

（3）固定-可摘联合修复：固定-可摘联合修复是可摘局部义齿利用附着体、磁性固位体或套筒冠等固位装置作为直接固位体，将固定、可摘义齿两部分有机结合起来的一种修复方式（图1-4）。其直接固位体的一部分固定在铸造冠或固定桥上，另一部分设置在可摘局部义齿的金属支架上或树脂基托的组织面内，利用附着体的阴阳两部分相互嵌合或衔铁与磁体间的吸力，以及套筒冠的内外冠之间高度密合的摩擦力而固位，其固位效果强大可靠，因义齿颊

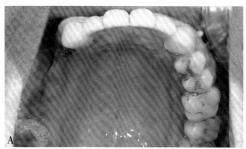
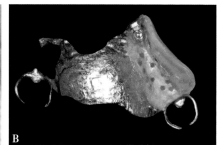
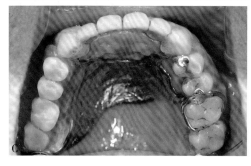

图 1-4　固定 - 可摘联合修复
A. 设置了附着体的前牙烤瓷桥　B. 附着体固位的可摘局部义齿　C. 附着体可摘局部义齿戴入牙列

侧无金属外露而高度美观。

(4) 种植义齿:种植义齿是将替代天然牙根的种植体植入颌骨,获取类似于牙固位支持的修复体(图 1-5)。其结构主要分为三部分:种植体、基台、上部结构。上部结构一般分为可摘和固定两种。种植义齿在支持、功能、感觉、形态、使用效果等方面与天然牙非常相似,被誉为人类的"第三副牙齿",可避免或减少固定义齿所需的基牙预备及可能发生的不良后果,解决传统义齿修复

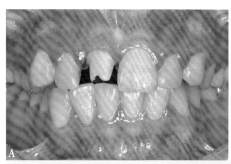
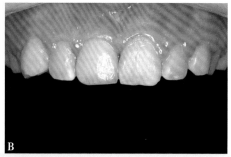

图 1-5　单个种植牙
A. 种植体基台　B. 完成全冠修复

游离端缺失或牙列缺失的固位问题,不会增加邻牙负担,具有良好的舒适度。

5. 义齿修复完成后为什么需要复诊?

口腔内的组织结构是不断变化的。义齿修复完成后,可能会发生牙槽骨的生理性或病理性萎缩、天然牙的龋坏、天然牙的折裂、义齿的损坏等,影响修复体和口腔组织的适合性。因此,需要患者定期复查,及早发现问题,对症处理,调改义齿或者重新修复。

可摘局部义齿不合适多表现为压痛及不稳定,也就是说义齿压迫牙槽骨导致疼痛,吃东西或者说话时义齿在口腔翘动、摆动甚至旋转。这些都是可摘局部义齿在使用一段时间后最常见的问题。因为口腔软组织具有弹性,义齿戴用后,由于牙齿咬合力量的作用,导致牙槽骨吸收不均匀,出现义齿基托下沉现象,在骨尖、骨棱、骨突部位易出现黏膜破溃和疼痛。此外,咀嚼力量会使天然牙发生磨耗、偏移和松动。因此,可摘局部义齿戴用后应定期复查,以便及时发现问题,及时处理,达到最大的舒适度。

固定义齿的清洁卫生更难,应注意饭后、睡前勤漱口、勤刷牙。如果不能有效及时地保持义齿清洁卫生,会引起牙齿周围炎症,甚至出现口腔牙龈、黏膜及牙周组织炎症吸收,表现为用义齿咬东西痛、义齿周围肿痛,少数患者出现牙槽骨吸收、义齿和其他牙齿松动,有时伴有自发性疼痛。所以,需要重视口腔卫生,出现不适及时复诊。

6. 配戴义齿需要注意哪些问题?

为了延长义齿的使用寿命,需要注意以下几方面:

(1) 口腔内天然牙及义齿的卫生维护尤其重要。活动义齿应取下来清洗,余留牙则应注意经常刷牙,避免食物残渣滞留,以保持天然牙和义齿的清洁,特别要防止稳固义齿的基牙因软垢、牙石的聚积而发生龋坏或牙周炎,从而影响义齿的使用寿命。应定期到医院就诊,由专科医生对日常清洁卫生效果进行评估和指导。

(2) 应好好保护义齿。应避免用固定义齿咬过韧、过硬的食物,以免造成瓷崩裂或基牙负担过重而出现疼痛甚至松动。可摘局部义齿戴入时应避免用牙咬就位,以免卡环(俗称"挂钩")变形或折断。清洗时用软牙刷刷洗,不戴时浸泡在冷开水中,以免树脂失水变脆或变形。不可用沸水、酒精、盐水、消毒液等浸泡,以免引起义齿表面裂纹、粗糙、着色甚至变形等问题。

7. 儿童牙齿缺失后也应镶牙吗?

儿童个别乳磨牙早失后,一般不需要修复,而应制作间隙保持器保留缺牙间隙(图 1-6),防止邻牙向缺牙间隙倾斜和对颌牙伸长,保持牙齿在整个牙槽骨的近远中和垂直的三维空间,为后期换牙即恒牙的正常萌出提供条件。

因前牙替换较早,大概在 5~8 岁。如个别乳前牙早失,接近替换时间,则考虑暂不处理,等待恒牙萌出。

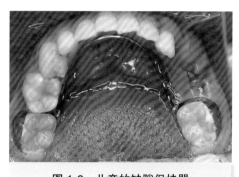

图 1-6 儿童的缺隙保持器

如果因外伤或先天因素导致乳牙缺失数目多,且患儿配合应考虑及时修复。恢复完整的乳牙列可以提高患儿的咀嚼效率,促进生长发育,有助于儿童学习准确、清晰的发音,树立自信心,获得健康的心理成长。

如果是恒牙外伤或早失,情况则较为复杂。由于新生的恒牙具有牙根尚未完全形成的特点,根尖孔呈喇叭口状,牙根和颌骨仍处于生长发育活跃期,应该及时就诊,由医生视具体情况确定修复方案。

8. 义齿修复前需要进行哪些准备工作?

修复前,医生会对患者口腔情况进行仔细检查,制订综合治疗方案,让患者了解修复前需要进行的准备工作,如:

(1) 去除不良修复体(图 1-7)。

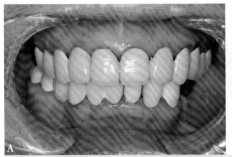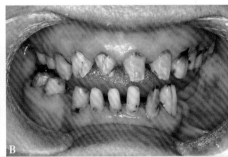

图 1-7　不良修复体
A. 不良修复体　B. 不良修复体拆除后

(2) 确定牙齿去留。以下情况建议拔除:①牙槽骨吸收达到牙根长 2/3 以上,牙松动达Ⅲ度者;②残根(图 1-8)、残冠大面积缺损至牙龈以下,经冠延长或正畸治疗后无法利用者;③残根、残冠缺损虽位于牙龈上或平牙龈,但牙根过短;④严重影响修复治疗的错位牙、阻生牙、伸长牙等;⑤根尖周病变范围较广泛,治疗效果和预期不良者。

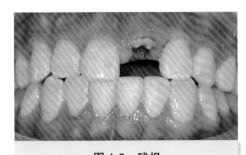

图 1-8　残根

(3) 牙体牙髓治疗:对余留牙中的龋坏、牙体缺损、隐裂等进行必要的充填或根管治疗。

(4) 牙周治疗:治疗牙周炎、可以保留的松动牙、根分叉病变,进行冠延长等。

（5）口腔黏膜疾病治疗：待溃疡、白色损害或义齿性口炎等治疗稳定后再行义齿修复（图1-9）。

（6）口腔外科治疗：拔除无法保留的牙齿，修整骨尖、骨突，加深前庭沟或唇颊沟，唇、颊、舌系带矫正等。

（7）正畸治疗：关闭前牙间隙，矫正错位牙，牵引由于外伤或龋坏导致的缺损至牙龈下者，治疗咬合关系紊乱者。

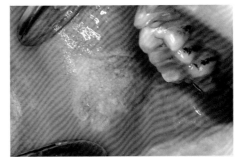

图 1-9 口腔黏膜病变

（8）咬合调整与选磨：调磨过长牙，调磨不均匀磨耗的牙尖、边缘嵴，调磨创伤𬌗。

以修复为中心的综合治疗模式，使多学科紧密结合，建立最优化的综合修复治疗方案，按照顺序完成修复前的准备工作，为口腔修复打下基础。

9. 听说戴义齿后吃东西没味儿，是这样吗？

人类的味觉是由4种基本味觉——甜、酸、苦、咸组成，其他味觉都是上述四种基本味觉相互配合形成的。接受味觉刺激的感受器叫味蕾，主要分布于舌背沿界沟排列的轮廓乳头、舌尖和舌侧表面的菌状乳头和舌后部两侧的叶状乳头内。此外，软腭、咽和会厌等处的黏膜上皮内也有味蕾分布。味蕾通过神经纤维传递信号，使大脑感知到味觉。成年人的味蕾数量随年龄的增大而逐渐减少。同时，也会因为味蕾的变性萎缩，对呈味物质的敏感性降低。因此，老年人的味觉下降是一种正常的生理变化。

当然，义齿作为一个外来的人工替代体放在口腔中行使功能，也会对味觉产生不同程度的影响。其中影响较小的是固定义齿，比如烤瓷牙或全瓷牙，由于义齿只是套在牙齿上,异物感小,很少会影响到味蕾,因此基本不会影响到味觉。但是对于较大的可摘局部义齿和全口义齿,则会对味觉产生较为明显的影响。这一类义齿通常需借助一个较大的树脂或金属基托帮助固位和承担咀嚼压力,异物感较强,对舌头的运动有所限制,基托会掩盖部分味蕾,使其无法接受味觉刺激。全口义齿基托后缘处可影响硬软腭交界处对酸、苦的敏感性。另外,天然牙根部有许多触觉感受器可以判断上下颌牙齿间食物颗粒的大小,而义齿修复则无法恢复这种辨别力。戴义齿后,虽然咀嚼能力得到一定程度的恢复,但仍无法达到天然牙齿的咀嚼效率,不能将食物嚼得很细碎,因此也会影响呈味物质与味蕾的接触,造成对食物的味觉感知下降。另外,义齿也容易造成心理上的不适感,引起中枢性的味觉减退。尤其值得注意的是,选用不合格的义齿材料及不良的修复体都会明显影响味觉。

当牙齿缺失后,一定要到正规的医疗机构及时修复义齿,可通过掌握正确的使用方法、心理疏导以及利用种植技术等方法来减小义齿对味觉的影响。

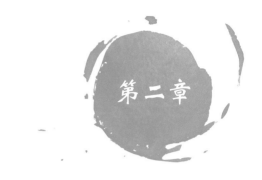

第二章

牙体缺损的修复

1. 什么是牙体缺损？为什么会出现牙体缺损？

牙体缺损是指牙体硬组织不同程度的外形和结构的破坏、缺损或发育畸形。通俗地说就是牙齿不完整或形态与正常牙齿不一样。

造成牙体缺损的原因最常见的是龋病(图 2-1),此外还有牙外伤(图 2-2)、磨损(图 2-3)、楔形缺损(图 2-4)、酸蚀和发育畸形等。磨损是指由于不良习惯和夜磨牙等原因造成的牙体硬组织进行性病理性的磨耗,主要表现为牙冠咬合面降低甚至垂直距离变短。楔形缺损是由机械摩擦、酸蚀和应力集中等原因造成牙颈部硬组织的角形缺损,多发生于唇颊侧。酸蚀症是指牙齿受到酸雾和酸酐的作用而脱钙,继而硬组织逐渐丧失,多见于经常接触酸的工作人员,长期大量饮用橙汁、可乐等碳酸饮料者也可能出现。牙齿在发育和形成过程中出现的结构和形态异常就是导致牙体缺损的发育畸形。牙齿结构发育畸形包括牙釉质发育不全、牙本质发育不全、四环素牙(图 2-5)、氟斑牙(图 2-6)等。牙齿形态发育畸形包括过小牙(图 2-7)、锥形牙等。

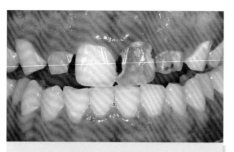

图 2-1　龋病

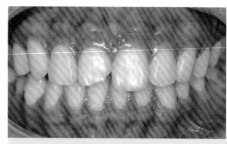

图 2-2　牙外伤

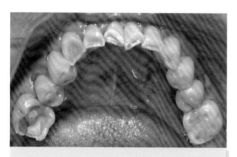

图 2-3　磨损

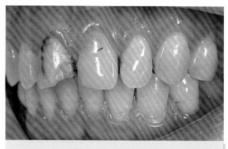

图 2-4　楔形缺损

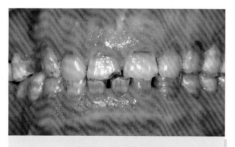

图 2-5　四环素牙

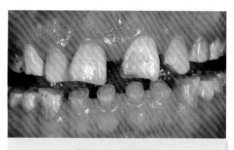

图 2-6　氟斑牙

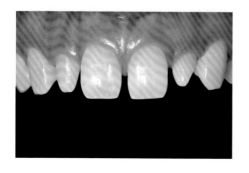

图 2-7　过小牙

2. 牙体缺损有哪些影响？

　　牙体缺损的范围和程度不同,造成的影响也不尽相同。牙体缺损的早期,损伤比较浅,尚在牙釉质层时,患者的自觉症状很轻甚至没有自觉症状。当发展到牙本质以内时,可能出现不同程度的冷热酸甜及咀嚼刺激敏感症状,即牙本质敏感症。当发展到牙本质深层甚至牙髓时,可能出现牙髓炎症、坏死,进而引起根尖周病变。牙体缺损累及邻面,会破坏邻接关系,造成食物嵌塞,从而引起局部牙周组织炎症。邻接关系丧失,牙齿可能会出现倾斜和移动,从而引起咬合关系异常。缺损累及轴面,会破坏牙齿正常的轴面外形,影响自洁,易引起牙龈炎。小范围或轻度的牙体缺损对咀嚼功能的影响较小。大范围严重的牙体缺损会直接影响咀嚼功能,造成患者偏侧咀嚼甚至双侧均咀嚼困难,进而引起颞下颌关节紊乱、垂直距离异常甚至面部发育畸形等。涉及美学区的牙体缺损会直接影响患者的美观、发音以及心理状态。龋损的残根、残冠常成为病灶影响全身健康。

3. 牙体缺损有哪些治疗方法？怎样选择？

　　体积小的牙体缺损一般可以采用牙体充填治疗(图 2-8)。此方法牙体预备量少,可保存更多的剩余牙体组织,在口内直接完成缺损充填。但若牙体缺损过大,牙冠剩余牙体组织薄弱,充填材料不能为患牙提供足够保护,且由于充填材料自身性能所限,难以承受咀嚼力易断裂时,或无法获得足够的固位力易脱落时,则需先将患牙预备出一定的间隙和外形,然后在口外制作一个与预备后的患牙表面完全密合的修复体,再利用粘固剂将其粘固在预备后的牙体上,以恢复患牙正常的解剖外形、咬合、邻接关系和功能,这种方法称为牙体缺损修复。当需要加高、精确恢复咬合或改善牙体变色时也常需要牙体缺损修复治疗。

可用于牙体缺损修复的修复体种类如下(图 2-8):

(1) 嵌体和高嵌体:嵌体为嵌入牙冠内的修复体。高嵌体为嵌入牙冠内,部分高于殆面的修复体。

(2) 贴面:以树脂或瓷制作的覆盖牙冠唇颊侧的修复体。

(3) 部分冠:为覆盖部分牙冠表面的修复体。根据覆盖牙面的范围,又分为 3/4 冠、开面冠、半冠、7/8 冠等。

(4) 全冠:覆盖全部牙冠表面的修复体。

(5) 桩核冠:利用插入根管内的桩进行固位,在残冠或残根上先形成金属桩核或树脂核,然后再制作全冠修复体的总称。

牙体缺损修复时,修复体种类的选择需根据具体的牙体缺损范围及部位,并结合抗力和固位的要求以及患者的意愿。以上 5 种牙体缺损修复体适用的患牙牙体缺损体积依次增大。对于贴面修复,不仅能治疗唇面或切端的缺损,也可改善牙体变色。

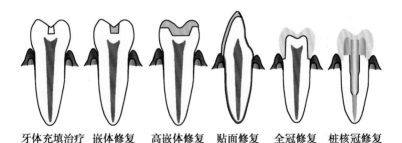

牙体充填治疗　嵌体修复　高嵌体修复　贴面修复　全冠修复　桩核冠修复

图 2-8　牙体缺损的修复方法

4. 什么是全冠修复?牙冠有哪些种类?怎样选择?

全冠是牙体缺损修复最常见的一种修复体,覆盖全部牙冠表面,可以用来修复缺损牙齿的形态、功能和美观,还可以用作固定义齿的固位体。它可以提供在一定条件下最大的固位力。以前由于受到材料的限制,全冠修复往往需要磨除大量的健康牙体组织,但是随着材料技术的发展,全冠修复的磨牙量越来越少,越来越微创。所以,牙体缺损过大,牙冠剩余牙体组织薄弱时首选全冠修复。特别是根管治疗后的后牙,常进行冠修复防止患牙纵折,延长其使用寿命。牙冠的种类有金属冠、金属烤瓷冠、全瓷冠(图 2-9)。

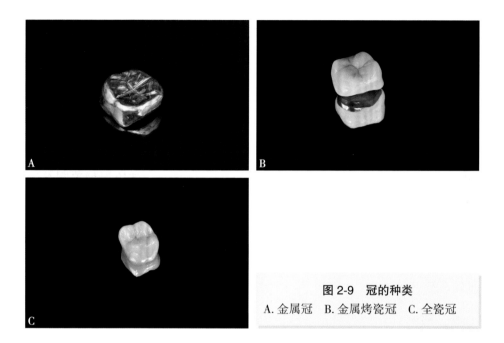

图 2-9　冠的种类
A. 金属冠　B. 金属烤瓷冠　C. 全瓷冠

　　金属是最早用于制作牙冠的材料。铸造金属冠根据牙齿形态制作,按所用金属的不同分为镍铬合金冠、钴铬合金冠、钛合金冠、纯钛冠、黄金冠。金属冠强度高,价格较低(除外黄金冠),但因其颜色的问题仅能应用于后牙,还易造成对颌牙齿的过度磨耗。黄金冠因其良好的延展性可以获得理想的密合性,且硬度适中,对颌牙齿的磨耗较少,是铸造金属冠的最佳材料。除了铸造技术外,CAD/CAM 切削、3D 打印等也可进行金属冠的制作。

　　金属烤瓷冠就是常说的"烤瓷牙",不仅能保护牙齿,而且颜色逼真自然,克服了金属冠颜色差的缺点,可以应用于前牙和后牙的修复。烤瓷是一种制作工艺,在很薄的金属底冠,高温烧结牙色仿真陶瓷材料。烤瓷冠金属内冠的材料有镍铬合金、钴铬合金、钛合金、纯钛、金合金等。无论哪种烤瓷冠,光线无法通过不透光的金属内冠,所以金属烤瓷冠虽然也可以做到很好的颜色,但永远不能达到像天然牙一样半透明的光学效果。因此,如果想达到更好的美学效果,就要选择全瓷材料。

全瓷冠是目前美学效果最佳的牙冠修复材料,常见的有玻璃陶瓷、氧化铝基全瓷冠和氧化锆基全瓷冠。玻璃陶瓷是半透明效果最好的全瓷材料,但是强度有限,常用于制作前牙单冠、瓷贴面等,适合前牙等美学要求较高的牙。目前,氧化铝基和氧化锆基陶瓷的强度有了大幅度的提高,但是半透明性又有所下降,因此只用于制作内冠,而后烧结牙色饰瓷达到美观和强度俱佳的效果,美观效果仍明显好于金属内冠的烤瓷冠。

综上所述,从美学角度讲,全瓷冠 > 烤瓷冠 > 金属冠,并且金属冠只能用于后牙的修复。强度方面,玻璃陶瓷修复体较弱,仅能进行前牙或单冠的修复,除此以外的全瓷冠、金属冠、烤瓷冠均具有足够的强度。加工精度方面,全瓷冠优于烤瓷冠和金属冠,但价格上,全瓷冠 > 烤瓷冠 > 金属冠(使用黄金的修复体除外)。因此,患者应该根据修复体的牙位、美学诉求和经济状况进行合理的选择。

5. 龋坏缺损可以直接填充,有时也用修复(嵌体、全冠)的方法,直接充填和修复各有什么特点?

龋坏缺损治疗方法的选择主要根据缺损程度确定,治疗方法包括直接充填、嵌体和全冠修复等(图2-10)。

当龋损程度较轻,剩余健康牙体组织较多时,可选用直接充填或嵌体修复。直接充填可以最大限度地保留健康牙体组织,恢复牙体组织的强度,有效减少或防止修复体与牙体组织之间的微渗漏。并且,充填治疗直接在口内进行,操作快速、简便,往往一次就可完成,可减少患者就诊时间及就诊次数。

与充填体相比,嵌体具有以下优越性:①嵌体可以更好地恢复咬合接触关系和邻面接触关系;②口外制作,精度更高;③合金材料嵌体具有更好的机械性能,能抵抗外力,不易出现变形、折裂等;④瓷嵌体和树脂嵌体比树脂充填

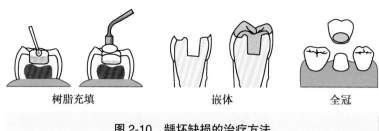

树脂充填　　　　　　　　嵌体　　　　　　　全冠

图 2-10　龋坏缺损的治疗方法

材料具有更好的机械性能和美学性能;⑤嵌体制作时通过高度抛光可以减少菌斑的附着从而有更好的生物学性能。

与充填体相比,嵌体具有以下缺点:①因就位等要求,牙体制备量较直接填充稍多;②通常采用间接法制作,需要 2 次就诊完成。

当缺损程度较重,直接充填无法保证充填后牙体组织的强度。由于嵌体位于牙体内部,嵌体受力时在剩余牙体内部会产生拉应力。牙釉质、牙本质的力学特征是抗压而不耐拉,过大的拉应力会造成牙体折裂,所以嵌体不能为剩余牙体组织提供保护。这种情况应选用全冠修复。

6. 牙齿烂得只剩牙根了，必须拔掉吗？如果修复的话应用什么方法？

当牙齿因为龋坏、折裂等原因发生大面积牙体缺损后,医生需首先评估剩余的牙体是否有治疗价值和利用可能,并结合患者意愿,才能决定拔除还是进行根管治疗后的修复治疗(图 2-11)。

对于根管治疗而言,当牙体缺损的程度影响到根管治疗的效果,比如后牙出现了根分叉病变,或者出现根裂等情况,根管治疗无法保证治疗效果时,便不再需要继续治疗,而应选择拔除。

若根管治疗可以顺利完成,则评估剩余的牙体组织是否能为牙冠的修复提供条件。当剩余的可利用牙体组织高度不足,无法形成足够的全冠固位形时,通常需要桩核来为最终的全冠修复体提供支持和固位,即桩核冠修复。牙

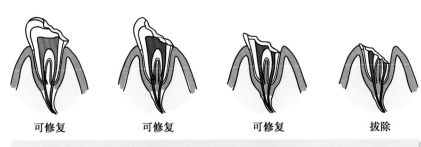

| 可修复 | 可修复 | 可修复 | 拔除 |

图 2-11　不同牙体缺损情况的处理

体缺损的患牙经根管治疗后,应对剩余牙体结构的力学性能进行充分评估。考虑到余留牙体经全冠预备后轴壁的量会明显减少,最终缺损范围应包括原有缺损区域、开髓孔大小及全冠牙体预备量,以此作为选择修复体的依据。原则上所剩余的可利用牙体组织轴壁厚度不少于1mm,殆龈高度不少于1.5mm,才能保证足够的抗力需求。此外,当剩余牙体组织不能满足桩核冠修复的要求时,还可以采用牙冠延长术的方式降低龈缘位置,暴露健康的牙齿结构,使临床牙冠延长,从而有利于牙齿的修复。

　　当然,牙冠延长术也存在一定的禁忌证,比如牙根过短、冠根比失调者;牙齿折断达龈下过多,为暴露牙齿断缘做骨切除术后,剩余的牙槽骨高度不足以支持牙齿行使功能者;为暴露牙齿断缘需切除的牙槽骨过多,会导致与邻牙不协调或明显损害邻牙者。

　　综上所述,当牙齿烂得只剩下牙根,在拔牙之前应该先考虑牙齿能否进行完善的根管治疗,剩余牙体组织能否为桩核冠提供条件,牙根是否能行牙冠延长术。在上述答案是否定的情况下,才能说该牙根没有保留价值,考虑拔掉。

7. 根管治疗后的牙齿会变脆吗？需要做牙冠保护吗？

　　通常,根管治疗后的牙齿由于其物理化学特征发生了一定的改变,牙齿会变脆或者抗力下降。其原因主要有:牙齿失去牙髓后,牙本质失去了来自牙髓的持续营养源,牙本质小管中的液体流动和物质交换趋于停止,牙本质中的水分微量减少,牙本质也失去生物功能,其厚度不再发生变化。失去牙髓还会导致牙齿本体感觉功能下降。随着年龄的增加,牙齿由于长期行使功能,会出现应力性疲劳、脆性增加、抗弯曲能力降低。

根管治疗前的牙齿往往已经经历了不同类型的牙体疾病,多数已经存在不同程度的牙体缺损。经过根管治疗后,牙冠及牙根会发生更多的变化,剩余牙体组织进一步减少。根管治疗时,由于髓腔入路需要,不得不磨除一些正常的牙体组织,会明显降低牙齿的抗力,加上患牙原发病如龋病、磨损或冠折等多种因素导致的牙体缺损,使根管治疗后的牙齿强度有不同程度的降低。缺损的位置和大小是根管治疗后牙齿修复需要考虑的关键因素。在原发病造成的牙体缺损中,边缘嵴的破坏对牙体抗力的影响最大,当外力过大时,最容易导致牙劈裂。根管治疗对牙齿抗力影响最大的是冠方牙本质的减少。特别是牙颈部牙本质组织的大量减少,是根管治疗后的牙齿比活髓牙更容易出现折裂的原因(图2-12)。此外,根管治疗后,髓腔内原有的色素或组织细胞随着时间的推移分解变性,血红蛋白渗透进入牙本质,导致牙齿变色,对美观也会产生一定影响。

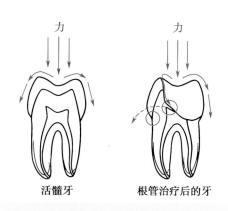

图 2-12　根管治疗后牙齿组织受力示意图

综上所述,为了恢复患牙的功能与美观,也为了保证根管治疗的效果,医生一般会建议对根管治疗后的牙齿进行牙冠修复治疗。

8. 根管治疗后的牙齿能马上做全冠吗?

根管治疗后的牙齿,尤其是同时还伴有大面积牙体缺损,通常都需要做全冠修复,就是人们常说的"做牙套把牙包起来"。至于是不是要马上做,要根据根管治疗前牙髓炎症、根尖周炎症的情况以及根管治疗后机体的反应情况来具体判断。如果根管治疗前牙髓活力正常或者牙髓炎症较轻，几乎没有根尖周炎症，X 线检查没有发现牙根周围的牙槽骨有明显的暗影，根管治疗的过程也比较顺利，且患者没有明显的自觉不适，在根管治疗后 3~7 天就可以进行全冠修复了 (图 2-13)。但如果根管治疗前牙髓、根尖周炎症较重，甚至出现瘘管，同时根管治疗过程比较困难，比如根管钙化不通或其他原因导致根管治疗未完善，或者患者自身感觉不适，就不适宜马上做全冠。最好在根管治疗完成后观察一段时间，在明确没有自觉不适，没有叩痛、咬合痛，瘘管消失的情况下再进行全冠修复。此外，有些患者在根管治疗前存在瘘管，尽管经过完善的根管治疗，瘘管还是经久不愈，应进行根尖切除术、根尖倒充填术，术后至少观察 2 周，待瘘管愈合且患者没有自觉症状后，再行全冠修复。但在观察期，可以进行初步的牙体预备，制作暂时树脂全冠对牙齿进行保护，尽快恢复美观以及避免日常咀嚼过程中牙齿折裂。

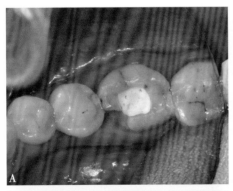
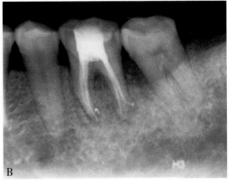
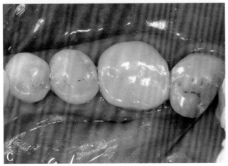

图 2-13　根管治疗后牙齿冠修复
A. 根管治疗后的牙齿　B. 根管治疗后 X 线片　C. 牙冠修复后

9. 未满 18 岁，根管治疗后的牙齿可以修复吗？

未满 18 岁的患者，如果根管治疗之后的牙齿牙体缺损过大，与邻牙及对
殆牙无咬合接触，考虑到缺损牙齿对患者功能和美观的影响，应及时进行修
复。修复体可以保持殆面的稳定性，防止患牙和对殆牙伸长而减小或丧失殆
面修复间隙。此外，还可正确恢复邻接关系和牙冠轴面，防止患牙或邻牙移位，
维持轴面修复间隙。由于未满 18 岁的患者仍处于颌骨的发育活跃期，因此待
患者成年后，如因美学诉求提高，可根据情况更换修复体。

10. 牙齿冠修复后有时牙龈会变黑，是什么原因？该怎么避免？

牙齿烤瓷冠修复后牙龈变黑的原因包括物理因素和化学因素两大类。

物理因素主要为烤瓷冠内部的金属基底冠阻挡进入牙根的光线引起的
牙龈发暗，以及烤瓷冠边缘内部金属颜色透出。正常牙龈的颜色为粉红色，其
颜色与牙体中部及牙根的透明度密切相关。从光学角度来看，牙根获得光线
的途径一是通过具有棱镜效应和折射效应的牙釉质进入牙本质和牙骨质；二
是来自穿过牙龈组织的透射光线，这两部分光线使牙根具有足够的透明度，
从而使牙龈呈现出正常的粉红色。当烤瓷冠戴入时，由于有金属基底冠的存
在对经牙釉质进入牙根的光线产生阻挡，牙根仅能获得穿过牙龈组织的投射
线，导致牙根透明度下降，牙龈由于映射出牙根的阴影会呈现出发灰或发青的
颜色（图 2-14）。

化学因素导致的变色主要由于非贵金属（尤其是镍铬合金）烤瓷冠的颈
缘因氧化等原因在口腔内发生电化学腐蚀，使基牙龈缘和烤瓷冠边缘变成
灰黑色（图 2-15）。这是一种实质性的变色，而贵金属烤瓷冠基本无颈缘灰暗
现象。

随着修复体使用时间的延长，修复体的粘接剂 / 粘固剂会发生一定程度

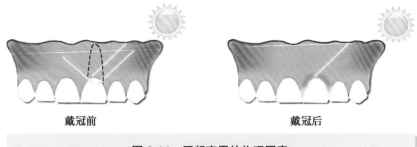

戴冠前　　　　　　　　　　　　戴冠后

图 2-14　牙龈变黑的物理因素

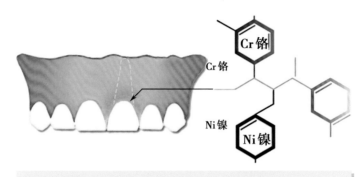

图 2-15　镍铬合金烤瓷冠修复后牙龈变黑的化学因素

的溶解,产生边缘微渗漏,使食物残渣聚集,引起继发龋等导致牙齿颈缘着色、牙龈炎症等,显现牙龈变色的视觉效果。

针对上述原因,为了尽量避免牙龈变黑,可以通过选择贵金属烤瓷冠或全瓷冠材料,并定期检查修复体边缘适合性和牙龈健康状况,以避免或减轻龈缘变色。

11. 牙齿折裂后是拔掉还是保留?

首先要明确牙齿折裂的程度,然后根据不同的牙折情况、牙周情况以及咬合情况,综合考虑采用不同的治疗方案。

按牙的解剖部位,牙折可分为冠折、根折和冠根折 3 种(图 2-16)。

冠折,即牙冠折裂,前牙可分为横折和斜折,后牙可分为斜折和纵折。冠

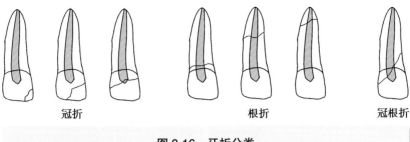

冠折　　　　　　　　　　根折　　　　　　冠根折

图 2-16　牙折分类

折的牙一般都可以保留,根据冠折的严重程度,可分别采用抛光脱敏、树脂修复、活髓牙保存或根管治疗后冠修复等方式进行治疗。特别需要注意的是,凡是仍有活力的牙髓,应在治疗后 1、3、6 个月多次复查,以判断牙髓的活力情况。牙的永久性修复应在受伤后 6~8 周进行。

根折按其部位可分为颈侧 1/3、根中 1/3 和根尖 1/3。其折裂线与牙长轴垂直或有一定斜度,即为斜折,外伤性纵折很少见。X 线片或 CT 检查是诊断根折的重要依据。根折的治疗首先应是促进其自然愈合,但即使牙似乎很稳定,也应尽早用夹板固定,以防松动。然后,根据根折的预后来决定患牙的去留。若根折处出现炎症,那么患牙只能拔除;若愈合良好,则可以保留。最后,根据牙髓症状来判断需不需要进行根管治疗和修复治疗。

冠根折以斜行冠根折多见,通常伤及牙髓。对于这样的患牙,多数情况下选择拔除,但如果患牙满足根管治疗的条件,又具备桩核冠修复的适应证,也可以尝试保留。

12. 什么是嵌体?什么情况下选择嵌体修复?

嵌体是一种嵌入牙体内部,用以恢复缺损牙体形态和功能的修复体。通俗地讲,就是医生根据患牙的牙洞形态,制作一个相同大小的"补丁"把牙补好(图 2-17)。

嵌体的优点:

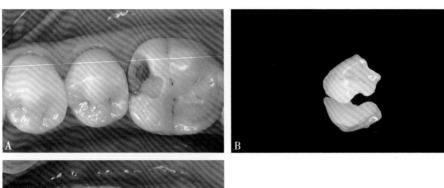

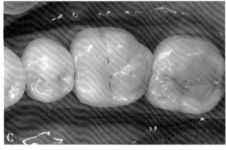

图 2-17 嵌体修复
A. 嵌体修复前　B. 瓷嵌体制作完成　C. 嵌体修复后

（1）嵌体是在口腔外面的模型上制作，可以更好地恢复与对殆牙齿的咬合关系，从而使咀嚼食物更有效率。

（2）嵌体采用的合金材料比充填采用的银汞合金更加耐用。嵌体采用的瓷材料比树脂材料更加耐用、美观。

（3）嵌体材料和天然牙的密合性更好，表面更光滑，可减小天然牙进一步发生龋坏的可能性。

嵌体的缺点：

（1）嵌体是外形线较长的修复体，只能在龋坏率低、口腔环境好的情况下使用。

（2）嵌体（高嵌体除外）只能修复缺损位置的牙体组织，不能为其他剩余牙体组织提供保护。

（3）因为固位的要求，嵌体修复需要磨除更多的牙体组织。

（4）嵌体通常在模型上制作，不能一次就诊完成。

下列情况应选择嵌体修复：

（1）牙体缺损不是特别大的牙，嵌体需要剩余牙体组织为其提供足够的固位力,并且剩余牙体需要有一定的强度。如果牙齿已行根管治疗且缺损面积较大,应考虑全冠修复。

(2) 替代充填失败的牙齿治疗,可考虑进行嵌体修复。

13. 嵌体有哪些种类?

嵌体根据制作材料的不同分为金属嵌体、复合树脂嵌体、瓷嵌体。

(1) 金属嵌体(图 2-18):金属嵌体又包括镍铬合金、钴铬合金、金合金等。合金制作的嵌体有良好的延展性能和机械性能,是制作后牙嵌体理想的传统修复材料。其中,金合金嵌体延展性最好,长期使用密合度高,不易发生继发龋(再次蛀牙),生物相容性也较好,长期使用对人体无任何副作用,但美观性较差。

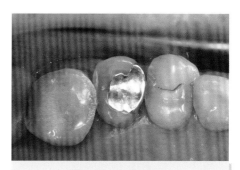

图 2-18 金属嵌体

(2) 复合树脂嵌体(图 2-17B):复合树脂嵌体是硬质树脂材料用热压固化或光固化制作的修复体,用于修复牙体局部缺损。复合树脂嵌体中复合树脂的成分和聚合方式比常规充填树脂更卓越,材料对牙的磨耗小,易修补,是一种良好的美学嵌体材料。其特点是色泽自然、制作简便、价格低廉,适用于前后牙。

(3) 瓷嵌体(图 2-19):瓷嵌体包括烤瓷、铸瓷、玻璃陶瓷,要求制备严格、印模精确、完成合理。瓷嵌体有直接在耐火材料代型上制作的烤瓷嵌体、CAD/CAM 磨削出的瓷嵌体、在模型上做蜡型包埋后铸造出的铸瓷嵌体。瓷嵌体的优点是颜色逼真度高,较金属嵌体导热性差,深龋不易刺激牙髓组织;缺点是制作要求高,使用不当有碎裂的可能。

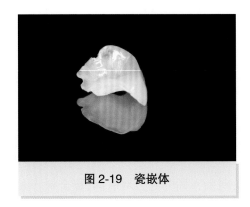

图 2-19　瓷嵌体

14. 根管治疗后的牙齿应用嵌体修复，还是用全冠修复？

根管治疗后的牙齿常有大量牙体缺损。如果做过根管治疗，还有足够牙体组织的前牙，并且没有美观改善的需求时，通常可以考虑直接充填修复。但是对于后牙，医生通常会建议患者做嵌体或者全冠，来保护剩余的牙体组织。牙体缺损的修复有多种形式，选择嵌体修复还是全冠修复需要综合多种因素考虑，如牙齿结构的破坏情况、美观、经济因素。

嵌体一般用于修复牙体缺损量比较小的患牙。因为嵌体是一种能修复牙体组织缺损而不能为剩余牙体组织提供保护的修复体。当美观要求不高时，牙齿小到中等的缺损可用金属嵌体修复。当对美观要求高时，牙体小到中等的缺损可选用瓷嵌体修复。

全冠顾名思义就是覆盖全部牙冠表面的修复体。它可以提供在一定条件下最大的固位力。以前由于受到材料的限制，全冠修复往往需要磨除大量的健康牙体组织，但是随着材料的发展，全冠修复的磨牙量越来越少，越来越微创。所以，牙体缺损过大，牙冠剩余牙体组织薄弱时首选全冠修复（图 2-20）。

综上所述，在正常的咀嚼负荷下，根管治疗后的后牙，大多数情况，剩余牙齿缺乏足够的牙体组织，不能保证牙齿不劈裂，需要做全冠。牙体组织大量

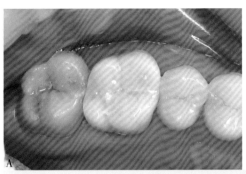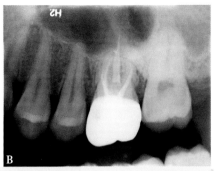

图 2-20 后牙氧化锆全冠修复
A.后牙全冠修复 B.全冠修复后 X 线片

缺损,需要调改外形、咬合、美观时也需要做全冠。只有当有足够的牙体组织并能够保证牙齿不会劈裂时(这种情况很少),才可以考虑使用嵌体。

15. 什么是桩冠? 烂牙根拔除后应该采用种植修复还是桩冠修复?

桩冠是利用固位桩插入根管内获得固位的一种全冠修复体。相当于给牙根里打个钉子当"钢筋",上面补的材料可看作"水泥",再加上"房顶"才能补起来一个烂得严重的牙。烂牙根拔了还是用桩冠修复,取决于牙根上残留的牙体组织的多少,以及牙根烂的位置。

(1) 如果牙根上四个面的牙体组织都存留,并且厚度在 1mm 以上,高度在 2mm 以上,可不用桩钉,直接充填修补即可。

(2) 如果牙冠缺了一两个面,无需用桩冠修复,可以考虑使用嵌体、高嵌体来修复。

(3) 如果牙冠仅剩下一个面了,且没有明显松动,牙根也足够长,可以用桩冠修复体来保存患牙。

(4) 如果牙冠全部缺失只剩余牙根,长度足够且牙根断面位于牙龈上至少 2mm,应使用桩核提供固位支持,并制作冠修复体,即桩核冠修复。

（5）如果牙根缺损达龈下，通过正畸牵引或者龈切术使根面位于龈上 1.5~2mm 的高度，则可以考虑保留并行桩冠修复，否则建议拔除患牙。

16. 临床上有许多类型的桩，各有什么优缺点？

目前临床上常使用的桩主要有铸造金属桩、预成金属桩和纤维增强树脂桩（纤维桩）三种（图 2-21）。铸造金属桩是根据根管的解剖形态制作蜡型，再根据蜡型用金属铸造出的根管桩。预成金属桩是由厂商生产的金属的、不同型号的根管桩。目前临床使用的预成金属桩表面多带有螺纹以辅助固位。纤维桩主要是由各种微纤维包埋于树脂基质之中制成，目前临床使用较多的主要是玻璃、石英纤维桩。铸造金属桩修复需就诊 2 次，优点是对于牙缺损较多的患牙修复效果好，强度高，也可以修复一定程度扭转、倾斜的患牙，但是容易导致根折，颜色不美观，而且如果患牙修复后又出现问题，不能拆除。预成金属桩一次就诊即可完成，但是刚性大，容易造成根折，自身颜色不美观，修复时间长了也会因为金属腐蚀导致患牙变黑。纤维桩现在用得最多，操作简便，与牙齿颜色一致，不容易导致根折，但是一些扭转和倾斜牙齿不能修复。

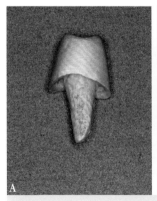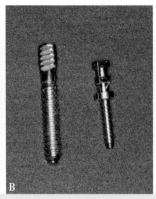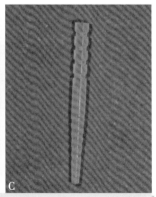

图 2-21 不同类型的桩
A.铸造金属桩　B.预成金属桩　C.纤维增强树脂桩

17. 牙根打桩后容易发生折裂吗?

牙根打桩后是否容易发生折裂,影响因素有很多,应综合考虑以下几个方面,严选适应证,谨遵修复原则,才可使牙根打桩后不易发生折裂。

(1)桩的类型:铸造金属桩和预成金属桩刚性强,易发生牙根折裂;而纤维桩的弹性模量接近正常牙本质,发生根折的概率相对较低。

(2)冠方剩余牙体组织:牙冠剩余的牙体组织越多、越厚,发生根折的概率越低;反之则容易发生牙根折裂。

(3)剩余牙根组织:根管治疗、打桩预备都会使根管壁变薄,牙根折裂的概率增高,这也是为什么有的牙根打桩后容易折裂的原因。目前认为剩余根管壁的厚度最少应为1mm,否则行桩修复时容易发生根折。

(4)一些特殊情况,如修复喇叭口状的薄弱根管,因根管壁薄,牙本质肩领不易获得,桩修复后根折的概率也很高。

(5)操作错误,如选择较粗大的桩、打桩的方向偏斜、打桩过程中没有及时用水冷却、桩道过深等,都可能导致牙根打桩后发生折裂。所以,选择正规的口腔医疗机构进行修复是非常有必要的。

不同材料的桩修复,失败的原因存在差异。对于铸造金属桩和预成金属桩,最常见的是牙折(多因咬合不当引起)、牙齿变色。对于纤维桩,目前主要是纤维桩核或者桩核 - 冠的脱落,这与适应证选择不合理(牙根断于龈下较深)、桩过短或过细、粘接操作不当等因素都有关系。

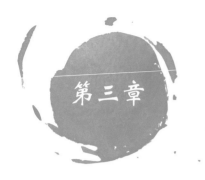

第三章

美 学 修 复

1. 牙齿变色的原因有哪些?

牙齿变色是指牙齿的颜色或透明度发生了改变,是口腔问题中常见的一种情况。牙齿变色的原因是多方面的,可分为外源性着色和内源性着色。

外源性着色主要指由于药物、食物(如茶叶、咖啡、巧克力等)中的色素沉积在牙表面引起牙着色(图3-1),牙内部组织结构完好,只影响牙的美观,不影响牙的功能。外源性着色一般采用常规口腔卫生清洁措施包括洁牙、喷砂等可去除,严重者可能需要多次反复清洁或漂白才能去除。

内源性着色是指由于受到病变或药物的影响,色素成分吸收螯合于牙齿结构内所致的颜色变化,包括牙釉质、牙本质等发生颜色变化。常见的有牙齿发育性不良(牙釉质发育不全或钙化不全、乳光牙等)、氟斑牙、四环素牙、死髓牙、充填物染色等(图3-2)。

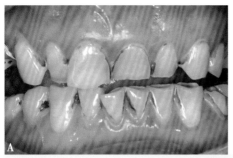
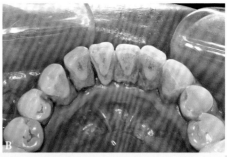

图 3-1 牙体常见外源性变色
A.外源性烟渍染色牙 B.牙石

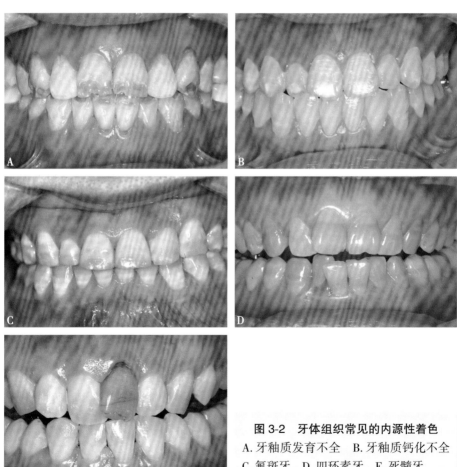

图 3-2 牙体组织常见的内源性着色
A.牙釉质发育不全 B.牙釉质钙化不全
C.氟斑牙 D.四环素牙 E.死髓牙

2. 着色牙的美白方法有哪些？该怎么选择？

着色牙美白要根据牙齿不同的着色类型来选择合适的美白方法。外源性着色可以选择洁牙、喷砂、抛光等方法将牙齿表面沉积的色素去除。良好有效的刷牙习惯也可以慢慢清除牙齿上的外源性着色。内源性着色牙的美白方法主要有牙齿漂白治疗、贴面修复和全冠修复，通常依据牙齿着色的程度及是否为单纯的牙齿颜色缺陷来选择。

当牙齿着色程度较轻微且牙体组织形态正常时应首先考虑牙齿漂白治疗，在不需磨除牙体组织的情况下，一次或多次漂白通常可获得较好的治疗效果（图 3-3）。该方法用于大部分轻至中度内源性着色牙，以及部分重度内源性着色牙。这种方法不需磨除牙体组织，但美白效果不稳定，漂白后色素可能会再次沉着，部分患者需要 3~4 年后重新漂白。漂白过程中有短时间的牙体组织敏感和牙龈组织刺激，漂白后可能出现牙根内吸收或外吸收等。牙釉质表面打磨、抛光及再矿化可用于轻度牙釉质发育不全、局限于牙釉质表面浅层的氟斑牙、棕色或白垩色散在牙釉质斑块等。

如果牙齿着色程度较重，单纯牙齿漂白难以达到理想的美白效果，或者同时伴有牙体组织缺损，存在牙齿间隙、牙列轻微排列不齐的情况，贴面修复则可以成为使牙齿美白的很好选择。如果患者对牙齿美白的要求较高，并

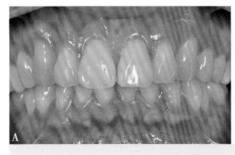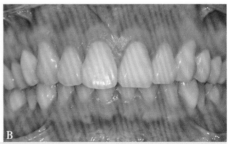

图 3-3　漂白治疗
A. 漂白前　B. 漂白后

且不愿意接受因颜色恢复而需要反复进行的漂白治疗，也可以选择贴面修复（图 3-4）。

　　如果牙齿着色程度极重，贴面无法遮盖牙体组织的颜色，或同时伴有牙体组织较大范围的缺损、较严重的牙齿排列异常，存在明显影响贴面修复的咬合异常，可以选择全冠修复（图 3-5）。

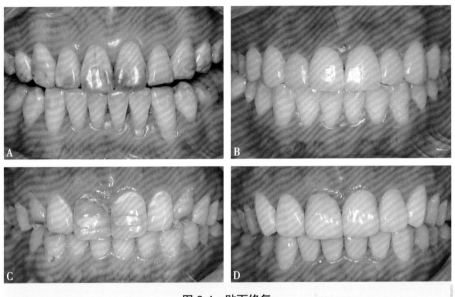

图 3-4　贴面修复
A. 氟斑牙　B. 氟斑牙贴面修复后　C. 前牙钙化不全　D. 前牙贴面修复后

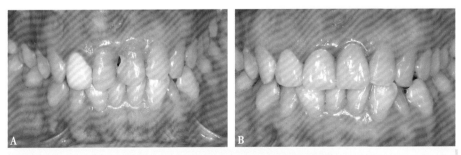

图 3-5　着色并伴有牙体缺损的全冠修复
A. 修复前　B. 修复后

3. 漂白剂漂白的原理是什么？会影响牙齿健康吗？

牙齿漂白是指通过漂白剂的作用改变由疾病(氟斑牙、四环素牙、牙髓坏死)、年龄增长、吸烟以及食物染色(橙汁、浆果、红酒、咖啡、茶叶、可乐)等原因导致的牙齿结构着色。

牙齿漂白主要通过过氧化氢或过氧化脲的氧化还原作用漂白。过氧化氢是一种氧化剂,与多种疾病的发生、衰老有关。正常人体代谢也可产生过氧化氢。过氧化氢或过氧化脲漂白是通过氧化剂分解时产生新生态氧,与色基(决定一种物质颜色的基因)结合反应,改变牙釉质、牙本质的颜色而达到漂白的目的。

牙齿漂白剂对人体是安全的,正确使用漂白剂不会影响牙齿健康。但是如果使用方法或者剂量不当,可能会产生牙龈刺激、牙齿根部敏感、短期恶心、颞下颌关节疼痛等副作用。一般情况下这些都是暂时的,如果发生了,及时找医生就诊即可。也有研究显示,过氧化氢应用时间延长可导致牙周损伤、伤口愈合延迟、菌群失调、龈乳头肥大、黑毛舌等情况发生。因此,想做牙齿漂白的话还是建议到专门的口腔医院或者正规综合医院的口腔科进行,并且在牙齿漂白之前,最好由医生检查一下口腔内的状况,保证口腔内漂白前稳定的状态。

4. 牙齿漂白有哪几种方法？适用于哪些情况？

牙齿漂白分为活髓牙漂白和死髓牙漂白。活髓牙漂白是通过在牙体组织表面放置过氧化脲或过氧化氢凝胶作为漂白剂,使牙齿变白。根据漂白剂的使用方法不同主要又分为诊室内漂白和家庭漂白。

诊室内漂白是在诊室内由口腔科医生使用牙龈封闭剂隔离保护口腔软组织,将高浓度(30%~40%)的过氧化脲或过氧化氢作为漂白剂涂布在牙齿表面,通过采用物理激活手段,比如光照或加热等方式加快漂白剂分解以减少漂白治疗时间。这种方法的优点是具有临床可控性、见效快、治疗次数少,可以选择性地漂白单颗牙齿,同时可避免因戴入托盘引起的漂白剂误吞和不舒适,但在诊室治疗的时间长,而且出现牙齿敏感等并发症的概率比家庭漂白高。

家庭漂白是将低浓度(10%~20%)的过氧化脲作为漂白剂,患者遵医嘱每日自行戴用盛有漂白剂的个性化托盘不少于 6 小时,自行完成漂白治疗(图 3-6)。家庭漂白对于去除黄褐色及增龄引起的牙齿变色效果显著,也适用

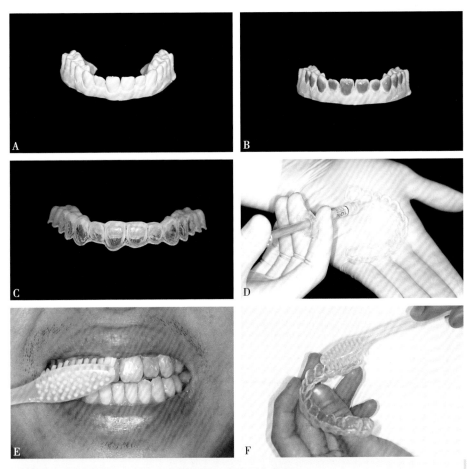

图 3-6　家庭漂白流程
A. 翻制石膏模型　B. 涂布间隙涂料　C. 压制个性化托盘　D. 注入家庭漂白剂　E. 清理溢出的多余漂白剂　F. 戴用后清洗个性化托盘

于轻度氟斑牙和轻度四环素牙。这种方法作用温和、操作简便,但治疗周期比较长,起效比较慢。

联合漂白是首先采用诊室内漂白,再补充使用家庭漂白。该方案可以结合家庭漂白和诊室内漂白的优势。

死髓牙漂白是将漂白剂放置在已经完成根管治疗的患牙髓腔内,3~4 天更换一次漂白药物,以达到漂白的目的,通常 1~4 次复诊后能取得效果。该方法适用于根管治疗后的变色牙,治疗前首先要拍摄 X 线片评估根尖周状态及根管治疗的情况。由于漂白剂会引起牙根内部吸收,反复的内部漂白治疗会造成牙齿易碎,增加牙冠折断的风险,因此建议内部漂白重复次数少于 4 次。

5. 什么是贴面修复? 贴面修复有什么特点? 什么时候用贴面修复?

贴面修复是在不磨牙或少量磨牙的情况下,应用粘接技术,将复合树脂、瓷等修复材料覆盖在牙体表面缺损、着色牙或畸形牙等患牙部位,以恢复牙体正常形态或改善色泽的一种牙齿修复方法(图 3-7)。

贴面具有以下特点:①厚度小,一般不超过 0.8mm;②表面及边缘光滑,对牙龈无刺激,能恢复牙齿正常外形,能遮挡牙齿的各种变色;③较逼真,可模仿天然牙牙色、表面质地及半透明特征,与邻牙协调;④抗磨损,抗折裂,经久耐用;⑤长久抗着色;⑥抗边缘微漏;⑦易于预备和制作;⑧易于修理或重做;

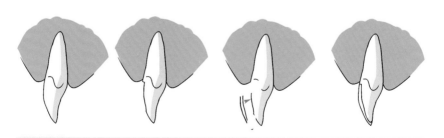

图 3-7 瓷贴面修复流程

⑨价格相对便宜。

　　贴面修复主要在以下情况应用：①牙釉质发育不良、轻度龋损、外伤等其他因素导致的唇面、切端或牙尖牙釉质缺损；②着色牙，如死髓牙、四环素牙及氟斑牙的美学性修复；③改善前牙外观形态，如畸形牙、过小牙等；④轻度错位牙，如扭转牙等，患者不愿接受正畸治疗；⑤牙间隙，关闭间隙和其他多个不美观的间隙；⑥过短牙或磨耗牙，加长切端且牙釉质量足够者。

6. 贴面修复牢固吗？

　　正常情况下，设计合理、制作精良并且操作规范完成修复的贴面是可以粘得住、粘得牢的，按照医嘱，建立合理的咬合习惯并做好后期维护，大多数贴面修复的患者可以获得十余年甚至更久的良好、稳定的修复效果。贴面修复是通过粘接技术将贴面修复体通过粘接材料与牙釉质表面形成结合，使其稳定、牢固地粘接于牙面上，达到美观、功能修复的目的。首先，通过适度的酸蚀脱矿在牙釉质表面形成许多肉眼看不见的特殊的蜂窝状结构，将具有较高润湿性的树脂粘接剂渗入其中固化形成树脂突，与牙面的凹凸部位相互嵌合，获得微机械嵌合力（图3-8）。并且，光照催化树脂粘接剂聚合的同时，也催化牙釉质磷灰石中的钙离子以及一些游离的羟基、羧基和粘接剂中的活性反应基团发生化学反应形成离子键、共价键等，形成化学结合。此外，牙釉质表面经过处理后，可以产生羟基膜或胺基膜并使牙釉质表面产生极性，粘接剂在牙釉质表面润湿、铺展并接近一定距离后，极性的粘接剂分子可与这些基团或羟基磷灰石产生分子间作用力，包括氢键、范德华力和静电吸引作用，从而形成物理吸附。因此，贴面在牙釉质表面的粘接，是微机械嵌合力、化

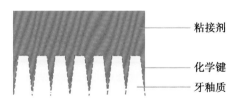

粘接剂
化学键
牙釉质

图3-8　粘接原理示意图

学结合和物理吸附多种作用的结果,合理的贴面修复可以达到非常满意的修复效果。

7. 个别前牙不整齐或错位影响美观,能否不正畸,直接用修复的方法改善?

随着口腔治疗技术的不断发展,对于牙齿排列不齐,有许多治疗方法,包括正畸治疗、正颌治疗以及修复治疗等。

错位扭转导致牙排列不齐、牙列拥挤并影响美观,在临床上以正畸治疗为首选。但有些前牙排列不齐的成年人因错过正畸的最佳时间,其矫治难度增加,矫治时间延长。若治疗心切,利用修复治疗的方法解决这些问题,不失为一种选择(图3-9)。

对于个别前牙不整齐或错位影响美观的情况,不正畸直接修复的方法有:树脂贴面、瓷贴面、全冠、桩核冠等。但是,不是所有的前牙不整齐或错位都能选择直接修复,需要严格选择适应证,根据严重程度选择适当方法以达到修复效果。否则,不但改善不了美观,节省不了正畸所需时间,反而会适得

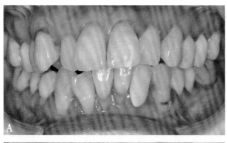
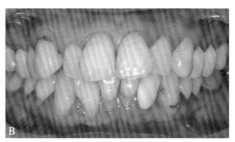
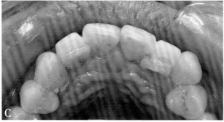

图 3-9　贴面治疗扭转错位牙
A. 修复前正面观　B. 贴面修复后正面观　C. 贴面修复后𬌗面观

其反。

牙齿轻度错位可行树脂贴面修复、瓷贴面修复以及全冠修复(图 3-10)。选择贴面修复时,固位主要靠粘接,而强大的粘接力又依靠足够的牙釉质。因此,适当磨除牙体组织后的粘接面最好控制在牙釉质层,也就是牙齿最表面的一层结构。所以,贴面对前牙不整齐或错位的修复范围非常有限。

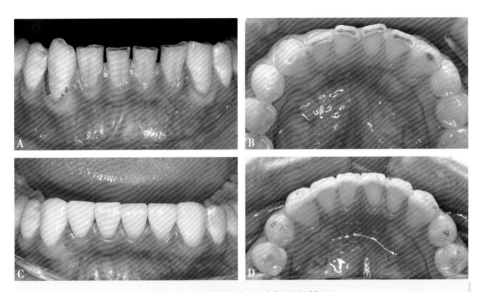

图 3-10 贴面修复治疗轻度扭转牙
A. 轻度扭转术前正面照 B. 轻度扭转术前𬌗面照 C. 轻度扭转术后正面照 D. 轻度扭转术后𬌗面照

牙齿中度错位可选择全冠及桩核冠修复。为达到理想的修复效果,改向修复时可能会伤及牙髓,此时需结合根管治疗及桩核冠修复。此种方法对原有牙体组织磨除较多,且修复后的牙冠长轴方向与原本牙体长轴的方向应小于 45°,否则易引起牙根折裂。

牙齿严重错位,患者不接受正畸治疗的情况下,也可拔除错位牙,待拔牙伤口愈合后行固定桥修复或种植修复,使牙排列整齐。

总之,前牙不齐或错位影响美观,首选正畸治疗。如果非要选择直接修复,需要严格控制适应证,用适当方法以达到修复效果。

8. 为什么前牙修复有时需要拍很多照片？

在进行前牙修复时，医生常常会拍摄很多患者面部和牙齿的照片，对此很多人不理解也很不情愿。为什么来看牙齿还要拍照片，不是有 X 线片和牙齿的模型吗？这些照片究竟对治疗有什么作用？会不会侵犯到自己的隐私？做前牙修复时需要拍摄照片，到底有何用处？

（1）修复前拍摄照片对于设计方案至关重要。医生在做治疗方案时，需要借助照片综合评估很多面部软组织的特征以及和牙齿的关系，比如正面的对称性、微笑时的唇齿关系、牙周情况、牙齿的形态及颜色、咬合关系等（图 3-11）。同时，对于牙齿，虽然有石膏模型和 X 线片，医生仍然需要照片补充信息，比如蛀牙对牙齿的破坏情况往往会直接影响修复体的设计。因此，医生在设计方案的过程中需要反复查看患者的照片。

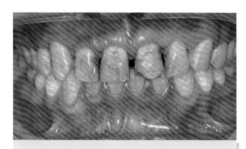

图 3-11　治疗前拍照

（2）借助照片可以通过数字化技术模拟修复后的效果。由于数字化技术的发展，医生可通过软件将修复体的预期外形与前牙区照片结合，提前模拟出修复后的效果，以便和患者沟通。

（3）可作为重要参考资料。修复治疗时，医生需要通过比色来记录牙齿的颜色并传递给技师。但每个人的牙齿颜色不尽相同，仅仅通过比色板很难将颜色信息记录准确，因此比色的照片是必不可少的。此外，术中照片对治疗也有指导作用，如牙体预备后牙齿与硅橡胶导板的照片可直观反映牙齿磨除量的多少（图 3-12）。

（4）作为修复治疗全过程的记录。修复治疗整个过程拍摄的照片可记录软硬组织的改变和咬合关系的变化，检验治疗效果，并且可作为资料，用于观

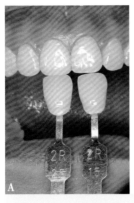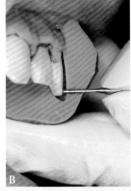

图 3-12　照片作为比色、牙体预备的参考
A. 比色　B. 硅橡胶导板反映磨除厚度

察研究,推动学科的发展。

当然,未经患者允许,这些照片都不会对外流传,仅用于内部学习交流,并且医生也会将照片打码,尊重患者的隐私。

9. 牙齿之间有缝隙有哪些可考虑的修复方式?

导致牙齿之间产生缝隙的原因很多,包括发育性、病理性和生理性因素。

发育性牙间隙是在恒牙替换完成后出现的,常见的几种情况是:牙数量正常但牙宽度过小(图 3-13A)、牙宽度正常但牙弓过大、牙萌出数量不足。此外,上唇系带附着过低、正中额外牙或先天性唇腭裂等也可引起上前牙间隙。

病理性牙间隙是在各种病理因素作用下形成的,如重度牙周炎可引起前牙唇向移位呈扇形排列,形成间隙(图 3-13B)。龋齿破坏邻接面导致的牙间隙也较常见。此外,咬合创伤、肿瘤、颌骨囊肿等也可引起牙齿移位出现间隙。

生理性牙间隙主要有以下两种情况:因牙缺失后久未修复导致邻牙自行移位(图 3-13C),个别或多数牙冠磨耗至最大周围线以下。

无论是哪种类型的牙间隙,在关闭间隙之前均需消除病因。如唇系带过长者应先行唇系带修整术,牙周病因素导致的间隙则应先行牙周基础治疗控

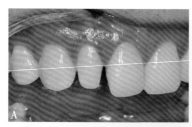

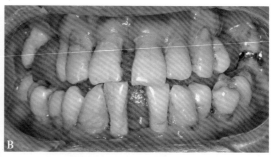

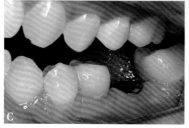

图 3-13　常见间隙
A. 过小牙天然间隙　B. 牙周炎导致的病理性间隙　C. 牙缺失过久邻牙移位导致的生理性间隙

制病情。病因消除且病情稳定后再关闭牙间隙。

　　关闭牙间隙的方法有:正畸治疗、直接树脂修复、贴面修复、粘接桥修复、冠修复、可摘局部义齿修复以及联合治疗等。每一种方法均有其优缺点及适应证,要获得满意的效果,必须选择合适的修复方法。

　　正畸关闭牙间隙是常用的治疗方法,大多数发育性间隙和部分病理性间隙用正畸方法可达到良好的效果,特别是青少年时期的牙间隙。其最大的优点是可以保留天然牙的色泽和外形,获得比其他修复方式更为理想的美学效果。

　　直接树脂充填和瓷贴面修复常用于间隙较小的情况(图 3-14A、B),通常间隙宽度应小于 2mm。直接树脂充填一次完成,减少患者就诊次数,美观程度较高,但树脂易老化,寿命较短,可能会变色。瓷贴面修复是现在常用的一种关闭牙间隙的微创疗法,仅需磨除少量牙体组织就可达到较好的美观效果,但费用相对较高,且对医生的临床技术有较高的要求。

　　对于牙间隙大于 2mm 者,粘接桥、冠修复以及可摘局部义齿修复是较好的治疗方法。粘接桥相对微创,仅需磨除邻牙少量牙体组织,且美观效果好(图 3-14C、D)。冠修复牙体切割量大,不推荐用于活髓牙。可摘局部义齿虽能关闭牙间隙,但美观效果较差,且需每日取戴清洗,使用感不佳。对于复杂的

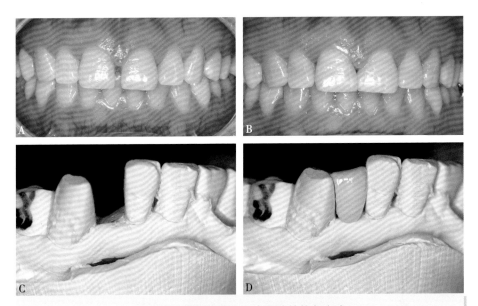

图 3-14 常见的关闭牙齿间隙的修复方式
A.上颌中切牙天然间隙 B.瓷贴面关闭间隙 C.上颌侧切牙缺失 D.粘接桥关闭间隙

牙间隙病例,可能需要综合以上几种方法联合治疗以获得最佳的治疗效果。

10. 贴面修复适合发育异常的牙吗?

牙齿发育异常主要包括牙齿萌出异常、牙齿数目异常、牙齿形态异常以及牙齿结构异常。牙齿萌出异常及牙齿数目异常的解决方案多为正畸治疗,口腔修复涉及的牙齿发育异常多为牙齿形态异常和牙齿结构异常。

(1)牙齿形态异常:通常表现为畸形牙,牙釉质及牙本质发育正常。以前牙过小牙(图3-15)为例,贴面修复通常可以获得较好的粘接效果及美学效果,并且进行贴面修复时,先制作美观蜡型指导牙体预备,还可以实现过小牙的微创甚至无创美学修复。

(2)牙齿结构异常:是牙基质形成或钙化时,受到各种障碍造成的牙齿发育异常。临床常见的有牙釉质发育异常、牙本质发育不全、氟斑牙和四环素牙。

1）牙釉质发育异常：包括牙釉质发育不全和牙釉质钙化不全。牙釉质发育不全时，当牙体预备后的牙釉质不能提供贴面修复所需的足够粘接面积时，应尽量避免使用贴面修复。牙釉质钙化不全时，牙釉质的粘接能力必然下降，而贴面又

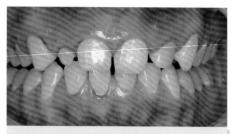

图 3-15　侧切牙过小牙

是单纯粘接固位的修复体，因此若不能保证牙体预备后粘接面绝大部分为牙釉质，也应尽量避免使用贴面修复。

2）牙本质发育不全：虽然牙釉质发育正常，但牙釉质易从牙本质表面分裂脱落致使牙本质暴露和磨损。因此，当切缘以及咬合面出现不同程度的磨耗时，常需要进行咬合重建以控制磨损。对于不承受较大咬合力的前牙若牙釉质保存较好，可以进行贴面修复。

3）氟斑牙：主要表现为牙齿变色，可以通过贴面修复，但需要综合考量牙体变色程度和贴面遮色能力是否能够达到患者的理想修复效果。

4）四环素牙：与氟斑牙类似，但是四环素牙有时合并有牙釉质发育不全，需综合考量粘接效果和修复效果，若不能在保证粘接效果的前提下，应尽量避免使用贴面修复。

11. 贴面修复后能咬硬东西吗？

贴面修复后尽量不要咬硬物及韧性较高的食物，以防出现脱落及破裂。

贴面是一类完全依靠粘接力固位于牙体组织上的修复体。一般情况下，此粘接力的大小可以满足正常的进食和使用。但当咬硬物时，牙体组织会受到一个较大的力量，这个力量易超过粘接面的承受范围而引起粘接面破坏，导致贴面脱落。此外，贴面的厚度仅有 0.3~0.7mm，且制作材料通常为脆性较高的瓷，在咬硬物时容易形成应力集中导致贴面出现裂纹，且咬硬物时产生的牙

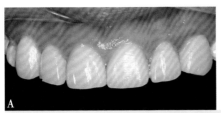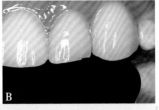

图 3-16 瓷贴面修复体崩瓷
A. 前牙贴面修复 B. 无意咬金属铁勺导致瓷贴面碎裂

体形变也易使贴面折裂(图 3-16)。

通常来说,为保证良好的口腔卫生及牙周健康,建议定期进行牙周检查,如有需要,则进行洁刮治。

12. 贴面修复后如何维护?

(1) 定期检查:多与医生保持沟通,坚持定期口腔检查,出现问题及时处理,避免造成不必要的损伤。

(2) 夜磨牙患者、正畸治疗后的患者及咬合重建者需要遵医嘱戴骀垫(图 3-17A、B)以保护贴面。

(3) 进行有效的口腔卫生维护,保持口腔清洁,早晚刷牙。刷牙时使用软毛的牙刷、无粗颗粒牙膏,避免对贴面表面造成磨损。刷牙时切勿太过用力,手法应轻柔。此外,还要注意清洁牙龈位置,保持牙齿卫生,使用牙线(图 3-17C、D)清除牙齿间隙中的软垢。

(4) 注意日常饮食:尽量少喝有色饮料,比如可乐、浓茶、咖啡、红酒等。避免用牙齿啃咬硬物,防止损害牙齿及贴面。保持良好的生活习惯,尽量少抽烟或不抽烟,防止牙齿表面形成烟渍。

(5) 选用瓷贴面时,应该避免撞击,以免导致贴面崩瓷。

(6) 贴面修复以后,不能用贴面的牙齿咬过于坚硬的食物,以免由于用力不当或者过度导致贴面脱落。

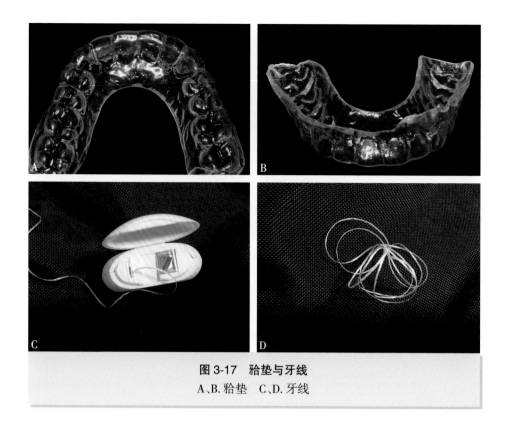

图 3-17 𬌗垫与牙线

A、B.𬌗垫　C、D.牙线

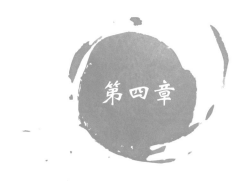

牙列缺损的固定义齿修复

第四章

1. 什么是固定义齿？固定义齿有哪些特点？适合什么样的缺牙情况？

固定义齿俗称"固定假牙"，是指利用紧邻缺牙两侧的天然牙作支持，将义齿粘固在经过制备的天然牙上的一类义齿(图 4-1)。因为这类义齿患者不能自由取戴，故称固定义齿。固定义齿又称固定桥，这是因为固定义齿的基本结构类似于工程桥梁结构，这个"桥梁"的桥体就是用来恢复缺牙的人工义齿。缺隙两侧的"桥基"就是天然牙，称为基牙。"桥"要固定在基牙上，需要一个固定装置，这个装置叫固位体，它的形式可以是各种人造冠。固位体与桥体需要连接在一起，这个连接部分就叫连接体。

固定义齿具有以下特点：①固定义齿靠天然牙作支持，义齿所受的咬合力经由天然牙传导到牙周支持组织，戴用后的咀嚼感近似天然牙；②固定义齿体积小，所恢复的形态接近原缺失牙齿，戴用后感觉舒适，无异物感，不妨碍发音；③固定义齿在使用中的稳定性、支持性好，戴用后咀嚼效率较可摘局部义

47

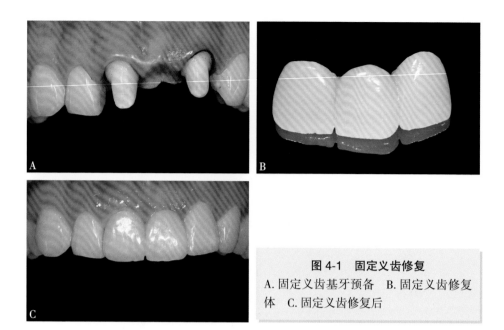

图 4-1　固定义齿修复
A. 固定义齿基牙预备　B. 固定义齿修复体　C. 固定义齿修复后

齿高;④需要磨切较多的牙体组织;⑤固定义齿粘固后不易取下,若义齿损坏或口腔内情况变化需另行设计时往往需拆除后重做。

并不是所有的牙体缺损情况都能用固定义齿修复。它一般适用于牙列中少数牙齿缺失,同时要求缺牙区两端或一端用作基牙的天然牙牙周组织健康,足以在咀嚼时支持义齿和自身的负担,并且天然牙的牙冠形态、位置良好,缺牙区的牙槽嵴没有严重吸收的情况。能否做固定义齿要在医生全面检查后才能决定。

2. 固定义齿修复的时机和修复前的准备是什么?

固定义齿修复的时机是拔牙后 3 个月,此时牙槽嵴吸收已经基本稳定,拔牙创已完全愈合。过早的话,牙槽嵴吸收还未达到稳定状态,即便做了固定义齿也有可能因为牙槽嵴继续吸收而导致修复失败。

固定义齿修复前的准备工作有:①选择合适的时机,即拔牙后 3 个月;②确定基牙健康,没有牙体和牙周问题;③有足够的空间,缺牙间隙具有足够的高度和宽度。

3. 如何选择固定修复体的材料?

目前,临床应用较多的固定修复材料主要为金属烤瓷材料和全瓷材料。

金属烤瓷固定义齿是用金属或合金制作固定桥的基架,再用低熔瓷烧结熔附于金属桥架上,形成金属陶瓷复合结构的修复体,以恢复缺失牙的形态和生理功能。它的外层是与天然牙颜色相似的陶瓷,能够较好地模拟天然牙的外观。其内层为坚固的金属材料,具有较好的机械性能,可以为义齿提供足够的强度。因此,兼备了金属材料与陶瓷材料的优点,目前应用较为广泛。但是,由于内层金属材料的存在,其透光性、色彩仿真性和生物相容性受到一定影响,与全瓷材料制作的义齿相比在上述方面有所欠缺。

全瓷固定义齿是通过特制瓷工艺(如铸瓷、切削瓷、渗透瓷等),完全用瓷材料制作的固定修复体。其特点是美观、生物相容性好。目前,随着口腔科全瓷修复材料的性能改进,特别是机械性能的提高,全瓷固定修复体已广泛用于前牙和后牙的缺失修复。用于固定修复的全瓷材料主要有以下几种:

(1)氧化铝基全瓷材料:透光性介于玻璃基类全瓷材料与氧化锆基全瓷材料之间,机械强度通常高于玻璃基类全瓷材料,但低于氧化锆基全瓷材料,适用于嵌体、单冠、三单位前牙桥的制作。

(2)氧化锆基全瓷材料:透光性低于玻璃基类全瓷材料与氧化铝基全瓷材料,但强度最高,适用于单冠、多单位固定桥的制作。

综上所述,从美学角度讲,全瓷修复体优于烤瓷修复体;强度上,可用于固定修复的全瓷材料强度可同金属烤瓷媲美;加工精度方面,全瓷材料优于烤瓷;但价格上,烤瓷更加经济。因此,患者应该根据修复体的牙位、美学诉求和经济状况进行合理的选择。

4. 固定义齿修复一定要磨削天然牙吗?

固定义齿将与缺失牙邻近的天然牙作为基牙,在其上制作牙齿形态的固位体,并与替代缺失牙的人工牙(桥体)连接成一个整体,借粘固剂与基牙连接,组成了一个新的咀嚼单位,从而恢复缺失牙的解剖形态与生理功能(图 4-2)。

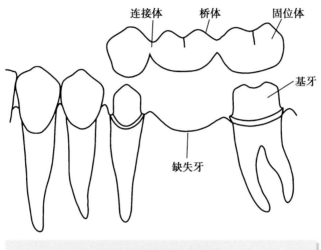

图 4-2　固定义齿结构

制作固定义齿时,为什么要磨两边的牙齿呢?

(1) 必须通过切磨基牙为固定义齿的固位体提供空间,固位体才能具有一定的厚度进而保证其良好的固位力量和抵抗机械破坏的能力。

(2) 基牙需要经过一定切磨,使两侧的基牙预备体平行,具有共同的就位道,以便固定修复体的戴入。

(3) 为确保基牙能够提供足够的支持力以分担桥体所承受的额外咬合力,只切磨缺失牙一侧的天然牙往往不能满足这一力量要求,通常需要选择缺失牙两侧至少各一颗牙作为基牙进行切磨并放置固位体。天然牙及固定义齿受力见图 4-3。

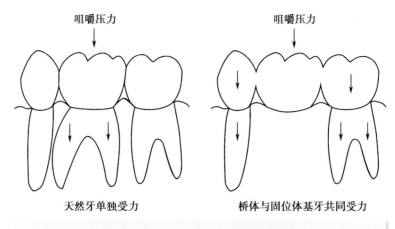

咀嚼压力　　　　　　　　咀嚼压力

天然牙单独受力　　　　桥体与固位体基牙共同受力

图 4-3　天然牙及固定义齿受力示意图

5. 固定义齿一般需要磨几颗牙?

在咀嚼运动中,固定义齿所承受的咬合力几乎全部由充当"桥墩"角色的基牙(缺失牙邻近的天然牙)承担,即基牙要在承担自身的咬合力之外,还要分担替代缺失牙的咬合力。基牙的这种承担额外咬合力的能力是固定桥修复的生理基础,称为牙周储备力。基牙的牙周储备力主要由基牙的牙周组织和颌骨的健康状况决定,临床上最常使用牙周膜面积大小评价基牙的支持力来选择基牙,并决定基牙的个数(也就是需要切磨的天然牙的个数)。固定义齿基牙牙周膜面积的总和应等于或大于缺失牙牙周膜面积的总和,因此想做固定义齿需要磨几颗牙齿取决于对基牙牙周膜面积和缺失牙牙周膜面积的判断。临床上最常见的情况是一颗牙缺失时磨切该牙两边的 2 颗牙齿。

探讨切磨牙齿的个数时应充分考虑固定桥的适应证和设计特点。固定义齿最适合牙弓内的少数牙缺失,或者少数牙的间隔缺失,即 1 颗牙或 2 颗牙缺失由 2 颗基牙支持。间隔的少数牙缺失,可增加中间基牙作支持。多数牙的间隔缺失,做固定义齿应持谨慎态度。若前牙的咬合力不大,中切牙和侧切牙缺失累加达到 3~4 颗时,只要尖牙的条件好,也可以制作固定义齿。总之,考虑缺失牙数目的目的是防止基牙超过负荷能力造成牙周损害,导致固定桥修复失败。对于口内缺失牙较多而余留牙很少的情况,在没有其他辅助固位、支持措施时,即使增加基牙数目(多磨几颗牙),也无法获得足够的支持力量,因此这种情况不能采用固定义齿的修复方式。

6. 固定桥的使用寿命有多久?会对两边的牙齿造成什么样的影响?

固定桥的基牙健康,咬合关系良好,固定桥设计合理、制作规范且患者的口腔卫生状况良好,那么固定桥的预后就有了一定的保障。一般来说,固定桥的寿命是较长的,临床上多数患者的固定桥可使用 10 年以上。如果适应证选择不当、基牙条件差、咬合关系不好、固定桥设计制作不良、患者不能保持良好的口腔卫生习惯,制作再好的固定桥预后也是不佳的。有文献显示金属烤瓷桥修复 3~5 年的成功率约为 94%,10 年的成功率在 70% 以上;三单位全瓷固定桥 3~5 年的成功率约为 90%。

固定桥在制作过程中需要对两边的牙齿(基牙)进行一定程度的切磨,然后用修复体(固定桥的固位体)恢复其形态,并通过固位体将固定桥粘固在经过制备的天然牙上。如果修复体同基牙的密合性良好,是可以保证两侧基牙的健康的。但随着时间的延长,粘接材料可能发生部分溶解,则会出现基牙的冷热敏感、继发龋等症状,因此需要定期检查,以便及时发现问题。此外,由于固定桥基牙承担了人工牙的咬合力,如果设计不合理,或者基牙本身条件差,可能会由于力量超出了基牙所能承受的范围,造成基牙疼痛、松动甚至折断等问题。

7. 固定义齿可以一劳永逸吗?

固定义齿因坚固、耐磨、美观、舒适、无需摘戴等特点,易被患者所接受,但是固定义齿并不能一劳永逸。口腔软硬组织的情况会随时间而发生变化,固定义齿也存在磨损等问题,因此需要患者维护基牙牙周健康,正确使用固定义齿才能维持其较长的使用寿命。

配戴固定义齿的患者首先应尽量避免摄入过于坚硬、难于咀嚼的食物,以免造成义齿或基牙的损伤。其次,坚持刷牙是保持口腔和固定义齿清洁的有效方法。因为固定义齿不能取下清洗,而刷牙可清除食物残渣及菌斑,对牙龈起保护和按摩作用,减少口内的致病因素。选择合适的牙刷和采用正确的刷牙方法对于配戴固定义齿的患者非常重要。牙刷应选择小头软毛牙刷,用力要适当,动作不可过快,即可按摩牙龈而不致损伤牙齿和牙龈。同时,应学会正确的牙线使用方法,应采用牙线清洁配合刷牙以保持口腔清洁。要注意清洁固定义齿与相邻牙齿之间的接触面以及固定义齿的桥体(即缺牙部位的人工牙)与牙槽嵴顶黏膜的接触面(桥体组织面)。如果桥体设计合理,桥体组织面可通过牙线,患者可使用牙线清洁桥体组织面。使用牙线时可将牙线从唇(颊)侧或舌(腭)侧穿过,通过滑动带出桥体组织面的食物残渣和菌斑,不仅清洁了修复体组织面,也清洁了桥体下方的黏膜组织,可很大程度避免炎症的发生,有利于延长义齿的使用寿命。此外,配戴固定义齿的患者应定期复诊,检查固定义齿固位是否良好,修复体边缘是否密合及基牙根部是否有继发龋坏等情况。口内有多个修复体的患者及有牙周疾病的患者应该缩短复诊周期,以便及时发现并处理固定义齿使用中出现的问题,延长其使用寿命。

8. 固定义齿修复后可能会出现什么问题? 该如何处理?

(1) 基牙疼痛:戴牙后短时间内出现基牙咬合痛,即基牙在咬合时疼痛,不咬时不痛。其原因主要是局部有咬合早接触点存在而导致咬合创伤所致。患者应请医生检查后调改咬合,问题即可解决。戴牙后短时间内感觉基牙及邻牙有肿胀感,像塞有异物,重者可有胀痛感。其原因一般是由于固位体与邻牙接触过紧,或试戴中个别牙的牙周膜有轻度损失所致。出现此症状可观察数日,一般可自行消失。固定义齿在戴用一段时间后出现基牙咬合痛,患者应请医生检查是否是咬合力过重或基牙支持力不足而引起。如是,医生将调整或重新设计义齿。戴牙后出现电流刺激般的刺痛感,而口腔内存在与该固定义齿不同的金属修复物,刺痛感很可能是两种不同金属材料在唾液中产生电位差,形成微电流所致。此类情况要由医生重新选用修复材料。

(2)龈炎:此处所述龈炎是指固定义齿戴用后在基牙及桥体区域发生的龈炎,其表现与一般龈炎相同,主要是因为戴用固定义齿后因修复体边缘过长或不贴合、食物嵌塞、桥体组织面与牙槽嵴黏膜不密合或压迫过紧、修复体外形不正确等引起。龈炎应查明病因,必要时可考虑拆除原修复体重做。

(3)基牙松动:单纯的基牙松动的主要原因有两方面,一方面是咬合力过大,基牙负担过重;另一方面是基牙支持力不足。无论哪种原因造成的基牙松动,都应拆除修复体,重新设计制作,或改为可摘局部义齿修复。

(4)固定义齿松动:固定义齿如果只是轻度松动,患者一般是不易察觉的,个别患者在进食时会有冷热刺激痛或敏感现象。当松动度较大时患者能感觉并观察到。固定义齿一旦松动,患者应及时就诊,由医生分析原因,采取措施。若不及时就诊,基牙有可能发生龋坏而导致不良后果。

(5)固定义齿损坏:固位体破损、穿孔,连接体折断,或桥体弯曲、折断等,都需拆除重做。烤瓷冠、桥部分或全部脱落,需请医生检查,如果义齿可完整取下,经口外修补后可继续使用。如果完整取下困难,需考虑拆除重做。

(6)继发龋坏:引起继发龋坏的原因很多,如固位体边缘不密合、粘接剂溶解、固定义齿松动、食物嵌塞、原龋坏组织未去净等。因为基牙被固位体覆盖,继发龋若无自发症状,一般不宜被发现。如果基牙是活髓牙,当炎症侵及牙髓时可发生牙髓炎症及根尖周症状。如固位体松动,可感口内常有食物残渣腐败所致的口臭。鉴于继发性龋坏不易被发现,建议患者定期去医院复查。

9. 固定桥修复后如果基牙发生炎症,该如何处理?

固定桥修复后作"桥墩"的牙(基牙)发生炎症时,按照炎症的不同,可分为以下几种情况，对应的处理有所不同。

如果基牙发生不可复性牙髓炎，可表现为自发性疼痛、放射痛、阵发性疼痛，疼痛较为剧烈难以忍耐。此时应在确定患牙后立即从固位体的舌面（前牙）或咬合面（后牙）开孔，对基牙进行根管治疗。但固定桥的固位体打孔较为困难，且经常引起瓷层崩裂等问题，因此临床上通常的做法是拆除固定桥后，再对基牙进行根管治疗。治疗期间可以采用临时修复体维持美观和一定的功能，并注意保护不需治疗的活髓基牙。根管治疗完成后，根据情况重新制作修复体。

如果基牙发生根尖周炎，可表现为自发痛、叩痛或咬合痛，首先需排除是否有咬合高点引起的咬合创伤，如果有则应调磨早接触点。一旦确诊为根尖周炎，需及时进行根管治疗，对于已做过完善根管治疗的患牙，也可采用根尖切除术等方法清除根尖周炎症。

如果基牙发生龈缘炎或牙周炎，应检查龈缘下是否存在多余粘固剂，固位体边缘是否有悬突或不密合的部位，固位体和桥体的轴面外形及与邻牙接触点恢复是否正确，是否存在食物残渣和菌斑聚集等情况，治疗时应去净多余的粘固剂，并进行牙周基础治疗，局部用药消除炎症，还可通过调磨修改固位体轴面外形，尽可能消除或减少致病原因。若上述治疗效果不佳者，应拆除固定桥重新制作。

如果桥体组织面与牙槽嵴黏膜存在间隙，或因压迫牙槽嵴过紧，加速牙槽嵴吸收而出现间隙，以及组织面抛光不足，食物残渣滞留和菌斑附着，或组织面处残留的粘固剂对牙槽嵴黏膜的压迫，均可导致黏膜发炎，出现红肿疼痛等症状。治疗时应去除局部刺激因素，适当调磨，或重新制作固定桥。

如果上下颌基牙固位体使用不同种类的金属，修复体之间接触产生的微电流也可引起基牙自发痛，需通过改用同种金属材料修复或改用非金属材料修复以消除自发痛。

10. 为什么有的牙齿在固定修复后会出现过敏性疼痛？该如何治疗？

固定义齿在牙体预备后、戴入和粘固过程中出现过敏性疼痛，多是由于活髓牙切磨后牙本质暴露、固定桥就位时的机械摩擦、粘固时消毒药物和粘固剂中游离酸刺激等因素造成。待戴入过程结束、粘固剂完全凝固后，疼痛一般可自行消失，无需特殊治疗。备牙后给予一定的脱敏处理，并及时采用临时冠保护切磨后的活髓牙，可以消除或减轻过敏性疼痛的症状。

固定义齿粘固后近期内出现遇冷热刺激疼痛，可能是牙体组织切割过多已接近牙髓，或因基牙预备后未戴用临时冠所致。可先使用对牙髓具有安抚作用的暂时性粘固剂进行粘固，观察一段时间，待症状消失后，再做恒久性粘固。如果症状没有缓解，发展到牙髓炎，则需进行牙髓治疗，并观察一段时间未发生其他并发症后，再进行固定义齿粘固。

固定义齿使用一段时间后出现遇冷热刺激疼痛，可能是由于：①基牙产生继发龋；②牙周创伤或牙龈退缩，牙颈部暴露；③固位体密合性差，固位不良，义齿松动；④粘固剂质量差或粘固剂溶解。除因粘固剂质量问题可在无损固定桥的情况下重新粘固外，一般需要拆除固定义齿，分析过敏性疼痛的病因，并针对病因治疗基牙后重新制作固定义齿。

11. 固定义齿出现破裂或穿孔，但没有任何不适，需要处理吗？

固定义齿破裂穿孔有各种各样的原因，但不管哪种原因导致的破裂穿孔，都应该尽快找医生重新制作。

制作精良的固定义齿，就像定制合适的保护套或保护严密的防弹衣一样，和天然牙紧密贴合，义齿和天然牙之间的微小间隙只有不到30μm，并被专用的粘接剂填满,粘固于天然牙上,这样天然牙就被完全隔绝于口内的细菌、唾液、食物和各类酸碱物质的刺激和侵蚀之外,而能长期使用。

如果固定义齿是金属的或者金属烤瓷的,破损或者穿孔时,里面的专用粘接剂——玻璃离子粘固剂就暴露出来了。这类粘固剂是部分溶于水的,会在唾液中慢慢溶解,长此以往固定义齿就会松动脱落,致使基牙失去保护。

如果固定义齿是全瓷冠,当其破损或穿孔时脆性将成倍增加,在咀嚼力的作用下,义齿会继续折裂或崩脱,下面的基牙将失去保护,全部或部分裸露于口内环境中。

失去保护的牙齿成为多种细菌的"美食",龋病将随之发生。如果该牙在做固定义齿之前没有做过根管治疗,还有完整健康的牙髓神经,随着龋病的加深,患者会慢慢感觉到牙齿冷热刺激酸痛,疼痛加重,直到出现不可逆性牙髓炎症状(包括刺激物去掉疼痛仍不能缓解、夜间痛加剧、头痛、自发痛等),此时需立刻做根管治疗。还有的患者硬抗过这一阶段后疼痛有所缓解,但病因未除,细菌进一步向根尖侵犯,最后会出现咬东西疼痛,牙龈长包、溢脓等症状,这就表明患牙已经出现了根尖周的病变,再不治疗,恐怕根管治疗也难以挽救患牙了。另一种情况是,如果该牙在做固定义齿之前做过根管治疗,患者虽然没有自觉症状,只是偶尔会感觉到一些异味,但细菌的破坏并不会停止,龋病在悄无声息地发生发展着,直到蛀空整个基牙,义齿从口内脱落,这时候再去找医生,为时已晚,只能拔牙了。

综上所述,固定义齿如果出现了破损或穿孔,一定要及时到医院就诊,尽快换新的义齿。

12. 固定义齿什么时候需要更换?

固定义齿并没有严格的定期更换的要求。只要其功能正常、结构基本完整、不对口腔软硬组织造成损伤,就可以一直使用。固定义齿需要更换的可能情况主要包括以下几种:

（1）固定义齿本身出现严重破损影响美观或功能。例如前牙金属烤瓷固定义齿表面的陶瓷材料崩裂，造成形态缺损和 / 或金属基底材料暴露。又如固定义齿使用时间较长后由于长期磨耗造成咬合面破损，可能会发生细菌渗透入义齿内侵蚀牙体组织，即发生继发性龋坏。

（2）基牙病变时的治疗需要。如固定义齿戴用若干年后基牙出现疼痛症状，诊断为牙髓炎或根尖周炎，需要进行根管治疗以消除炎症，此时就需要去除原有固定义齿，完成基牙治疗后再酌情重新制作义齿。

（3）改善美观需要。如原有金属烤瓷固定义齿色彩仿真效果不理想，或使用较长时间后由于内层金属基底里的金属离子溶出到邻近的牙龈组织内，造成邻近的牙龈出现"灰线"影响美观，此时可考虑去除原有固定义齿，更换为美观性能及生物相容性更为优良的全瓷固定义齿。

（4）其他治疗需要。如固定义齿相邻的牙齿出现缺失，可拆除固定义齿，将缺失的牙齿一并设计。

13. 快速制作义齿的技术可靠吗？

随着计算机技术逐步渗透到生活的各个领域，口腔科学也迎来了划时代的变革。修复体制作的数字化技术和新型加工工艺使快速制作义齿变成了现实。

传统的修复体制作包括：①患者口内取印模；②技工室灌注模型，制作义齿；③试戴，调改；④技工室完成最终修复体；⑤返回诊室，配戴义齿。这样的程序下来，患者一般至少要就诊 2~3 次，而且由于取模、灌模等中间步骤较多，出现误差的可能性较大。此外，手工制作修复体的精度和稳定性很大程度上还取决于技师的经验和水平。

数字化设计和新型加工工艺，如 CAD/CAM 椅旁系统或增材制造技术，可通过采集光学印模，减少取模等中间环节，减少误差，并且采用数控机床切削修复体或 3D 打印制作修复体，使精确性更稳定，而且大大缩短了就诊次数。

什么是 CAD/CAM 技术？ CAD 就是计算机辅助设计,CAM 就是计算机辅助制作。CAD/CAM 技术的基本程序是:医生在椅旁对患者进行牙体预备,然后利用光学扫描仪器对预备好的基牙进行三维形态扫描测量,进行计算机图像设计,模拟修复体的形态,通过数据仿真加工、数控机床切削瓷块完成义齿的制作。一般一个修复体从取光学印模、设计到切削完成只需要 1 小时。从牙体预备到修复体完成,一次就诊即可完成,大大方便了患者。

口腔 CAD/CAM 系统和 3D 打印增材制造技术已可制作嵌体、高嵌体、嵌体冠、贴面、后牙全冠、前牙全冠、烤瓷冠的基底冠、全冠烤瓷的桥体支架、种植上部结构、可摘局部义齿支架、全口义齿的基托等,适用范围越来越广。数字化技术具有快速、准确、美观、生物相容性好、质量稳定等诸多优点,已成为未来修复的发展方向之一。

14. 做固定义齿是否会影响磁共振等影像学检查?

固定义齿是否会影响磁共振等影像学检查,与义齿的材料选择和义齿的数量有很大的关系。

(1) 全瓷冠对磁共振图像没有影响。

(2) 金属全冠对磁共振的图像有一定影响。不同金属之间,镍铬材料对磁共振的图像影响最大,钴铬材料次之,纯钛材料对磁共振的图像影响较小。

(3) 各种合金的烤瓷冠对磁共振有一定影响,影响范围是镍铬 > 钴铬 > 纯钛,但是与不同合金的金属全冠相比,烤瓷冠的影响明显减小。

(4) 单个烤瓷冠只影响邻近的组织,比如嘴唇、牙龈、牙槽骨和颊侧黏膜。后牙区单个金属冠影响较大,可以波及上颌窦、舌和咀嚼肌。

(5) 2~3 个单位的烤瓷冠,影响范围较上述更大,不但影响邻近的唇、牙龈、牙槽骨,前牙区还可能影响上颌骨和鼻底。3 个以上的后牙金属冠,影响可能波及上颌窦、上颌骨、腮腺、舌、下颌下腺等部位。义齿数量越多,影响范围越大。

综上所述,对于磁共振等影像学检查,不含金属的全瓷材料是完全没有影响的,口腔内只有1个金属冠或是3个以下的烤瓷冠一般来说不会影响颈椎和脑部的检查结果,但是随着含金属修复体数量的增加,影响范围会逐渐增大。因此,在有条件的情况下,尽量选用全瓷材料。对于某些必须选用金属材料的情况,建议最好不要选择镍铬合金和钴铬合金。

15. 第二磨牙掉了一定需要修复吗?

一般第三磨牙即智齿的缺失是不需要修复的。如果第二磨牙缺失,对颌的第二磨牙也正好缺失,可以不修复,或者上下同时修复。如果对颌牙齿很健康,建议及时修复缺失的第二磨牙,因为长时间不修复,会造成对颌牙齿伸长、食物嵌塞、颞下颌关节紊乱等问题。

修复的方式首选种植,通过在缺牙区颌骨内植入人工牙根,再在上面修复牙冠(图4-4)。种植修复功能好、美观舒适,不破坏其他健康牙齿,但是价格相对高一些。其次,可以考虑可摘局部义齿修复,可恢复部分咀嚼功能,但舒适性差,需要及时摘戴清洗。不建议做固定修复。因为固定修复需磨第一磨牙做成单端固定的桥体,长期的咀嚼力量将严重影响基牙的牙周健康,造成基牙松动、修复失败。

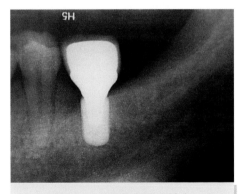

图4-4　种植修复后牙缺失

16. 有些牙周病患者并不缺牙,为什么需要进行修复治疗?方法有哪些?

牙周炎的病因主要是细菌和牙石,全身性疾病的影响也不容忽视,如内分泌失调、血液系统疾病、心脏病等。所以,患者需在控制全身系统性疾病的基础上进行基础牙周治疗,也就是洁牙、刮治、根面平整等,并在医生指导下适当配合一些消炎药物治疗。经过牙周基础治疗之后,仍然会有个别牙齿,甚至多颗乃至整个牙弓中的余留牙齿松动,难以行使正常的咀嚼功能,这时即使没有牙齿缺失,也需要采用修复治疗来干预。

牙周炎的修复治疗主要做两件事:调𬌗及牙周夹板固定松牙。具体来说,调𬌗是通过调磨患牙的牙尖或者嵴,改变牙体外形,消除其与对𬌗牙之间的早接触和𬌗干扰,从而消除创伤性受力,建立上下颌牙之间功能性的接触关系,恢复对牙周组织的生理性刺激,以维持牙周组织的健康。因为牙齿在行使功能时咬合力量和牙齿的长轴越一致,对牙周组织的损伤越小。调𬌗就是为了把咬合力调整到最接近牙齿长轴的方向。

修复治疗的第二件事是牙周夹板治疗。也就是把多颗牙齿固定在一起,形成一个互助"小团体",共同抵抗咬合力,行使咀嚼功能。当牙周组织破坏吸收严重的中重度牙周病患牙经牙周系统治疗后,牙炎症基本消失,病情得到控制,患者掌握牙周维护方法后,可以使用联冠进行最终修复治疗以达到牙周夹板的效果。其原理类似于一根筷子容易折断,而连接在一起的2根筷子、多根筷子难以折断。

无论采用哪种修复方案进行治疗,都不意味着牙周病已经完全治愈,因为牙周病是一种慢性病,需要终身定期到医院进行牙周维护。只有认真进行日常清洁,定期到医院进行专业维护才可能有效控制牙周病的继续发展。

17. 粘接桥不用磨牙吗?

粘接固定义齿又称粘接桥,是一种少磨牙或不磨牙,利用粘接技术修复个别缺失牙的固定修复体(图4-5)。它主要依靠粘接力固定在基牙上,对粘接面密合性及粘接操作要求高,其成功率主要受粘接耐久性、修复材料强度等因素的影响,较常规固定桥脱落率高。由于粘接桥固位体小而薄,因此具有微

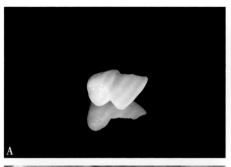
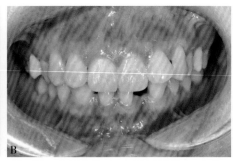
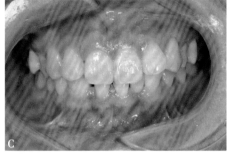

图 4-5　下颌前牙粘接桥修复
A. 全瓷单端粘接桥　B. 下颌前牙缺失,粘接桥修复前　C. 下颌前牙缺失,粘接桥修复后

创、设计灵活等特点,牙体预备时无需麻醉,可避免损伤基牙牙髓,患者易于接受。

原则上,全瓷粘接桥与常规固定桥的适应证是一致的,但以下几点需加以注意:①全瓷粘接桥多用于单个缺失的前牙或前磨牙的修复,尤其是下颌前牙,也可用于缺牙间隙不超过前磨牙宽度的单个磨牙缺失的修复;②基牙的牙釉质健康完整;③基牙牙周组织健康,无松动;④比较适合髓腔较大的年轻患者。

下列情况不宜使用粘接桥:①缺失牙超过 2 颗(除外连续 2 颗下颌切牙缺失,缺隙不大,可两侧分别行单基牙单端粘接桥者);②基牙残存的健康牙牙釉质不足;③基牙临床冠长短于 4mm;④严重的牙周病患者,基牙动度明显;⑤严重的牙列不齐、咬合异常(如前牙深覆𬌗)或存在紧咬牙、夜磨牙等口腔副功能的患者;⑥患龋风险高的患者。

随着修复材料、粘接材料和技术的不断进步,粘接桥修复必将具有更广阔的发展前景。

18. 粘接桥修复后可能会出现什么问题？

粘接桥主要依靠粘接固位,修复后最常出现的是因粘接界面稳定性破坏导致的粘接失败,引起粘接桥松动。松动后,固位的翼板与基牙之间易积存食物残渣,难以清理干净,继而会出现继发龋、牙龈炎、基牙预备后敏感甚至修复体脱落。如果粘接桥可以完整取下,没有损坏和变形,基牙没有严重损伤,粘接桥能顺利完全复位,可以重新处理粘接面,重新粘固修复体。如果脱落的粘接桥有损坏变形,无法完全复位,则应重新制作。如果粘接桥设计、制作和粘接均没问题,而患者反复出现粘接桥脱落或折裂,则应考虑改用传统固定桥修复。

第五章

牙列缺损的可摘局部义齿修复

1. 什么是可摘局部义齿？

可摘局部义齿又称活动义齿(图5-1),是利用天然牙和基托覆盖的黏膜及骨组织作为支持,依靠义齿的固位体和基托的固位作用,用人工牙恢复缺失牙的形态和功能,并用基托材料恢复缺损的牙槽嵴及软组织形态,患者可自行摘戴的修复体。

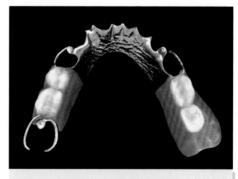

图 5-1　可摘局部义齿

2. 哪些情况适宜做可摘局部义齿？

(1) 各类牙列缺损患者。

（2）过渡性修复及即刻义齿修复。作为拔牙创未愈合者，处于生长发育阶段患者的过渡性修复，及美观要求采用的拔牙前即刻义齿修复。

（3）在修复缺失牙的同时考虑咬合关系重建并需要升高咬合的患者。

（4）食物嵌塞同时需要义齿修复。

（5）可摘式牙周夹板。基牙或余留牙松动度不超过Ⅱ度，牙槽骨吸收不超过 1/2 者，可在修复缺失牙的同时固定松动牙，形成可摘式牙周夹板。

（6）缺失牙伴牙槽骨、颌骨和软组织缺损的患者。

（7）不能接受制作固定义齿磨除牙体组织的患者。

3. 哪些情况不宜做可摘局部义齿？

（1）牙冠形态异常，不能为义齿提供足够固位力的患者。

（2）基牙倾斜、松动Ⅲ度，无法为义齿提供足够支持的患者。

（3）口内黏膜有病变，并且长期不能愈合，配戴义齿会影响病变区域者。

（4）无法克服义齿基托异物感的患者。

（5）有吞服义齿危险因素存在的精神病或老年痴呆患者。

（6）对基托材料过敏的患者。

（7）不能保持口腔和义齿的清洁，基牙和义齿易附着菌斑，生活不能自理的患者。

（8）特殊职业，对发音要求高的患者。

可摘局部义齿的使用范围很广，除一些特殊情况或特殊人群外，几乎涵盖了所有的牙列缺损修复。当然，可摘局部义齿由于自身固有的缺陷，随着新技术的发展，越来越多的患者采用更舒适、更美观、更高效的固定义齿或种植义齿修复。

4. 可摘局部义齿由哪几部分组成？作用是什么？

可摘局部义齿的组成主要包括：人工牙、基托、固位体、支托与连接体五部分（图5-2）。

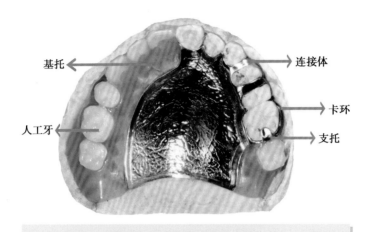

基托

连接体

卡环

人工牙

支托

图5-2 可摘局部义齿的组成

（1）人工牙：人工牙主要用于恢复美观与咀嚼功能。

（2）基托的主要作用有：①支持人工牙以保证其恢复咀嚼功能，并将𬌗力传导到口腔支持组织；②利用染色和复制自然形态的技术来恢复牙龈；③对下方的牙槽嵴组织施以功能性刺激，避免其发生失用性萎缩；④防止余留牙水平和垂直向移位；⑤防止食物积存。

（3）固位体：可摘局部义齿必须利用基托获得基牙的支持，通过密贴的基托获得剩余牙槽嵴的支持，还必须利用坚固的连接体、间接固位体和其他结构得以稳定，以抵抗水平向的运动。另外，还必须有足够的固位力以抵抗修复体的脱位（重力、咬合力与食物的黏性力量）。可摘局部义齿的固位力主要通过放置在基牙上的固位装置获得，包括两大类型：附着体与卡环（俗称"铁丝钩"）。临床上常用的附着体有太极扣附着体、磁性固位体、球帽附着体、栓体栓道附着体等。与卡环相比，附着体固位力更强，美观性更好，但是增加了义齿的费用,对基牙的条件也有一定的要求。卡环的应用比附着体更为广泛,其固位是基于卡环臂进入基牙的有利倒凹后所产生的固位力。

(4) 支托:支托的主要作用是将𬌗力传导和分散到基牙上,为义齿提供支持。可摘局部义齿必须获得垂直向的支持,提供垂直向支持的部分称为支托。同时,支托还具备四个作用:①维持义齿各部分在其预定的位置;②通过防止义齿下沉来维持咬合关系;③防止压迫软组织;④将𬌗力传导和分散到基牙上。

(5) 连接体:连接体将可摘局部义齿的各部分连接成一个整体,分为大连接体和小连接体。大连接体是连接可摘局部义齿位于牙弓两侧部分的结构。大连接体对维护口腔组织及身体健康的作用特点如下:①用与口腔组织相容的合金制作;②坚固并能广泛分散应力;③不干扰和刺激舌;④大体上不改变下颌牙槽嵴舌侧和上腭穹隆的自然外形;⑤当修复体摘戴或功能性旋转时,不压迫口腔组织;⑥尽量少覆盖组织;⑦不造成食物积存;⑧从支架的其他部分获得支持,以减少功能状态下的旋转;⑨起支持作用。

5. 可摘局部义齿和固定桥、种植牙相比有哪些特点?

可摘局部义齿与固定桥相比,其优点有:①临床适应证广泛,对于牙列缺损范围较大的,牙周状况不适合固定桥修复的患者,都可以采用可摘局部义齿修复;②牙周条件要求不严格,对牙槽骨骨质较差(Ⅲ类骨质)、慢性或重度牙周炎患者,在牙周状态稳定后可以进行可摘局部义齿修复;③对基牙的磨切量小,一般不会引起牙齿敏感;④可摘局部义齿修复方案多样化,可以通过基托和人工牙等人工材料修复缺失牙和口腔软硬组织缺损,并可根据患者的个性化情况设计支持、固位、稳定的装置,为患者量身定制最适合的义齿;⑤方便患者摘戴。

可摘局部义齿与固定桥相比,其缺点有:①咀嚼功能恢复较小,一般约能恢复 30% 的咀嚼效率;②美观功能恢复较差,可摘局部义齿的人工牙和基托受材料限制,模拟的天然牙颜色和形态不如固定义齿逼真;③使用不方便,需要每顿饭后取下刷洗,每天晚上浸泡,操作烦琐不便利,某些生活节奏较快的患者不易接受;④异物感较固定桥明显。

可摘局部义齿与种植牙相比,其优点有:①临床适应证更广,对于牙列缺损范围较大,牙周状况不良,不适合种植牙修复的患者,可以采用可摘局部义齿修复;②对牙槽骨的质量要求低,牙槽骨骨质较差(Ⅲ类骨质)者在牙周状态稳定后可以进行可摘局部义齿修复;③费用低。

可摘局部义齿与种植牙相比,其缺点有:①可摘局部义齿需打磨基牙,种植牙不需要磨牙;②可摘局部义齿不如种植牙舒适;③可摘局部义齿不如种植牙固位、稳定效果好(表 5-1)。

表 5-1　可摘局部义齿和固定桥、种植牙的比较

义齿类型	支持方式	舒适程度	是否可用于游离端	对邻(基)牙的影响	牙周条件要求
可摘局部义齿	义齿基托	不舒适	可以	少量磨切牙齿	不严格
固定桥	两端基牙	中等	不可以	磨切基牙量大	健康
种植牙	模拟人工牙根的钛钉	最舒适	可以	完全无影响	健康

6. 戴可摘局部义齿后,对相邻的余留牙会有影响吗?

若可摘局部义齿使用方法得当、设计合理,余留牙定期维护,对余留牙的影响较小。但临床上也有患者戴可摘局部义齿后,相邻余留牙(多为义齿提供固位、支持的基牙)出现龋坏、疼痛、牙折、松动或松动度增加的情况。分析原因如下:

(1)可摘局部义齿戴入口腔后,由于义齿体积大、结构复杂,增加了食物沉积和限制舌、唇、颊的自洁作用,还会影响唾液的流动,促进菌斑沉积在余留牙及义齿表面,导致基牙龋坏。基托与基牙之间的裂隙造成食物嵌塞,可引发

龋坏并影响牙周健康。建议在保证义齿正常行使功能的情况下,尽量简化设计,减少不必要的固位体,减小基托面积。设计时还应减少基托与基牙间的裂隙。养成良好的口腔卫生习惯,定期复查。

(2) 义齿设计不合理:游离端义齿对基牙形成了悬梁式的受力方式,力臂较长,基牙承受较大的扭力或者单个基牙承受过大的负荷,导致基牙疼痛、牙折或松动。建议通过增加基牙、扩大基托面积或增加种植体支持等方式减少基牙负荷。卡环体或基托过紧,对基牙产生持续性的推力,会引起基牙胀痛,应调改卡环和基托,必要时重做。

(3) 摘戴方式不当:患者因未掌握正确的义齿摘戴就位和脱位方向,用手强行摘戴义齿或用对颌牙咬使义齿被动就位,会使基牙承受不当扭力,造成基牙松动。应在初戴时,由医生指导,学会正确的义齿摘戴方法。

(4) 咬合不适:咬合过高,特别是有𬌗支托、卡环体或金属基托等金属支架的基牙,当对颌牙咬到过高的金属支架时,会造成基牙和对颌牙疼痛、𬌗创伤。

(5) 牙颈部过敏:卡环或基托与牙颈部摩擦,引起基牙过敏性疼痛。建议对基牙颈部进行脱敏处理,必要时行冠保护。

(6) 义齿清洁维护不当:义齿不洁会引起余留牙龋坏、牙周病等,建议每次饭后冲洗义齿,条件允许时使用义齿专用牙刷进行义齿组织面的清洁。夜晚将义齿从口中取下,清洗后放在盛有水的容器中保存。定期使用义齿清洁剂对义齿进行浸泡。

可摘局部义齿是临床上牙列缺损的常用修复方式之一,只要义齿设计合理、患者使用得当,上述问题是可以控制和避免的。

7. 可摘局部义齿修复前需要进行哪些检查和治疗?

可摘局部义齿修复前,首先需了解患者的全身情况,是否有糖尿病、高血压、其他心血管系统或免疫系统疾病、过敏史以及目前正在接受的全身系统性疾病的治疗等,否则将影响患者对修复治疗的耐受度,还将影响患者使用和维护可摘局部义齿,以及维持余留牙和口腔组织的健康。例如:对于糖尿病患者,骨再生能力较正常人下降,在对患者口腔进行外科准备时,应考虑到该类患者的伤口愈合时间比正常人周期长,并且该类患者的牙周骨组织支持能力可能相对较弱,在义齿设计时要予以考虑,不能一概而论。

接下来,应进行全面的口腔检查:

(1)口腔卫生情况:检查患者的龋易患性是非常重要的一个方面,只有口腔卫生习惯良好、龋易患性低的患者,才不需采取如基牙的保存修复治疗等措施。

(2)牙周及牙龈组织检查:检查患者的牙周病、牙龈炎症的条件,从而进行口腔组织的外科修整,如松软的牙龈组织、不利于义齿就位的骨突。另一方面,用于判断余留牙及牙槽嵴组织的承受力,即余留牙和牙槽嵴对可摘局部义齿的支持,从而为义齿的设计提供参考。

(3)余留牙牙体组织及患龋情况:对余留牙的牙齿健康状态及是否患龋进行检查,从而判断是否适合作为基牙。对于计划作基牙的牙齿,有较深的充填修复体或龋损的牙齿,应进一步行牙髓电活力检测,并进行牙体治疗或冠修复。

8. 可摘局部义齿修复时应进行哪些心理准备?

修复前应做到以下几点:

(1)应从思想上重视。不要以为缺失牙关系不大,不重要,早治晚治没什么关系。口腔健康是人体健康的重要组成部分。牙缺失后,不仅会影响咀嚼功能和美观,还会进一步影响全身健康,比如导致胃肠功能紊乱。因此,牙缺失后应及时去医院进行修复。

(2)耐心配合医生的问诊和口腔检查。认真听取医生对口腔修复知识的介绍,以及针对个人口腔情况进行具体修复方案的介绍。可摘局部义齿制作复杂,需要患者、医生、技师的密切配合,并结合自己的实际情况配合医生,比如提供自己的经济条件、家庭环境、工作时间、对可摘局部义齿的期待效果,使医生制订一个切实可行的治疗计划,不影响生活和工作。

(3) 保持良好的信心。虽然可摘局部义齿制作工艺流程复杂,需要医技患反复多次配合沟通,多次到医院就诊调改,但不能因此失去信心,怕麻烦,抵制甚至害怕可摘局部义齿。应该主动积极到医院和医生沟通,向医生、技师反馈自己的感受,使牙齿修复在愉快和谐的气氛中完成,并克服因磨切牙齿带来的恐惧感。

修复后应做好以下几点:

(1) 由于可摘局部义齿体积较大,初戴义齿时有异物感,有时还影响发音,感觉说话不清晰,甚至恶心。此时,应树立信心,耐心和医生交流。在医生指导下,坚持练习戴牙和取牙的方法,并多次反复和医生交流,及时调整,使自己尽快适应义齿,让义齿尽快发挥最大功能。

(2) 由于可摘局部义齿制作工艺复杂,戴入后难免会出现一些不适,比如疼痛、容易掉、咀嚼功能差、取戴困难等情况,应根据医嘱及时复诊。复诊时应保持平和的心态,主动配合医生寻找问题,解决问题。

可摘局部义齿制作完成,患者往往对其抱有很高的期望,无论对功能或美观都是如此。一旦戴牙后出现问题,就认为义齿没有做好,感到失望,失去了尽快适应的耐心,甚至将义齿置于一旁是不对的。因为一副好的义齿,需要一个调整、磨合的过程。因此,对可摘局部义齿的期望值应该切实可行,不应有脱离实际的过分要求。

9. 可摘局部义齿修复为什么也要磨切天然牙?

可摘局部义齿的一些组成部件放置在口内时有一定的体积和位置要求,需要磨切天然牙创造位置间隙(例如𬌗支托窝、隙卡沟等)(图5-3)。为了保证可摘局部义齿有良好的咀嚼功能,需要消除𬌗干扰,改善𬌗曲线,调改过长牙,

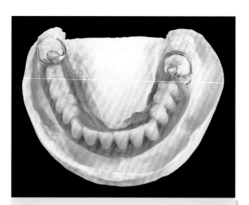

图 5-3　可摘局部义齿支托和卡环需要放置空间

磨除过高牙尖等,使可摘局部义齿更加牢固和稳定,必要时需要磨出导平面或修改牙齿外形以利固位。

10. 可摘局部义齿的基托材料有什么特点?

可摘局部义齿相对于固定义齿,对基牙的磨除量较小,也就是对基牙造成的负担远远小于固定义齿。那么咬合力量主要由什么来分担呢? 就是基托,通俗讲就是"大板子",缺的牙越多,基托越大。因此,患者初戴义齿的时候,往往会恶心和发音不清,基托也会常常积存食物残渣和软垢。若未及时清理,会对患者的口腔健康造成影响。这些与基托的材料也有一定的关系。

(1) 传统的树脂基托(图 5-4):因为材料本身强度较低,所以比较厚,舒适性较差,患者常常会恶心。由于树脂材料致敏度较高,可能会

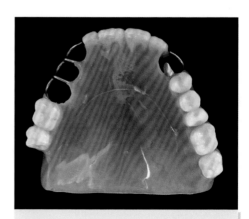

图 5-4　传统树脂基托可摘局部义齿

导致义齿性口炎。

（2）铸造钴铬合金支架（图 5-5）：价格低廉，是铸造金属支架中最重的，相对于传统的树脂基托较薄，但在铸造支架中是体积最大的。其最大的缺点是生物相容性差。

（3）铸造纯钛支架（图 5-6）：是铸造金属支架中最轻的，相比较钴铬合金，其生物相容性较好，患者感觉舒适、轻便，但纯钛材料卡环可能会出现应力集中部位变形，甚至导致卡环折断，卡环的可调性较小。

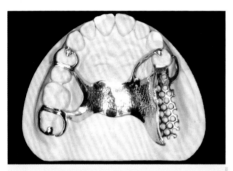

图 5-5 铸造钴铬合金支架

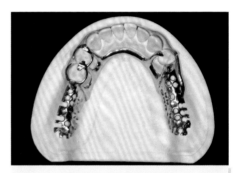

图 5-6 铸造纯钛支架

（4）Vitallium 支架：一种新型的高钴铬钼合金，耐高温性能远远高于钴铬合金和纯钛，其密度低、质量轻、强度好、不致敏、无异味。由于其抗氧化与抗热腐蚀性好，表面具有高度精细抛光的特点，因此更容易清洁，可减少菌斑附着，降低义齿性口炎的发生率。Vitallium 支架材料本身具有较强的抗折性，因此该支架基托与卡环的制作体积比较小，一方面提高了美观与舒适性，另一方面也因为增加了义齿的固位和强度从而保证了咀嚼功能。

11. 可摘局部义齿上的卡环是否越多越好？可以不用卡环吗？

卡环是可摘局部义齿的主要直接固位体，包括多种类型（如圆环形卡环、杆形卡环、间隙卡环等），是基于金属的弹性卡抱力产生固位力。卡环的数量一般取决于缺隙的大小、位置与余留牙的情况。义齿固位力过大,容易损伤基牙,影响美观,使摘戴困难。固位力过小,义齿又容易脱位。一般而言,2~4个卡环便能起到主要的固位作用。

固位体有附着体与卡环两种,所以在余留牙条件允许的情况下,可以不用卡环,选择附着体作为固位体。

12. 如何正确使用可摘局部义齿? 有哪些注意事项?

(1) 可摘局部义齿由于基托面积较大,初戴义齿时会感觉挡舌头,有异物感,说话不清楚,恶心等情况,此时不要着急,一般1个月后可逐渐适应。

(2) 在医生指导下正确掌握戴牙方法和戴入方向,耐心练习摘戴义齿的方法,切不可急躁,更不要用力把义齿咬戴就位,以免卡环变形或义齿折断。戴入时,如遇阻碍不易就位时,不应强行戴入,可以将义齿取出,重新戴入。多次反复练习,直到熟练。

(3) 初戴义齿1个月内应先进软食,不宜咬切食物,更不要用义齿啃食物。最好先吃软的小块食物,并用后牙咀嚼,适应后再正常饮食。

(4) 初戴义齿如有疼痛和不适,不要自行调改义齿,应及时就诊调整,如出现不能耐受的疼痛,可摘下义齿置于常温清水中浸泡,来医院前1~2小时再戴上义齿,以便医生准确查明病因,及时有效修改。绝对不能忍痛戴用,以免压伤牙槽骨黏膜或损伤牙周组织。

(5) 饭后及睡前应将义齿取下,刷洗干净。可用软毛牙刷蘸牙膏清洗,以免食物残渣积聚和菌斑沉着,禁用沸水烫洗和酒精等浸泡,以免义齿变形及影响义齿的质量。睡觉前应取下义齿,将其浸于清水中。如条件允许每周应用专用义齿清洁剂刷洗一次,以去除义齿基托上的烟斑、茶渍,保持义齿清洁。

(6) 刷牙漱口:采用刷牙方法来保持口腔清洁固然好,但不是每人每餐后都方便刷牙。所以,漱口是一定需要的措施,作为刷牙的必要补充方法。漱口既方便又实用,漱口时水流的冲击力和波动力对牙龈有一定的按摩作用,且可清洁口腔。刷牙漱口时可将可摘局部义齿取出,若不方便也可不取出。

　　(7) 戴入调改好的义齿后,应每半年来医院复诊一次,以便医生及时发现问题,及时修改,保证义齿正常行使功能,有利于保护口腔健康。

13. 可摘局部义齿修复的基本过程有哪些?一般需要就诊几次?

　　一般来说,可摘局部义齿(图 5-7)修复的过程包括以下 5 个步骤:

　　(1) 检查与治疗计划:在开展修复工作前,需要对患者口内外及全身健康情况进行全面的评估。医患之间充分沟通,就患者可摘局部义齿修复前是否需要口腔治疗达成一致。若不需要修复前治疗,则修复过程为取初印模,灌注石膏模型(研究模),在导线观测仪上对研究模进行观测分析,制订初步的义齿设计方案。

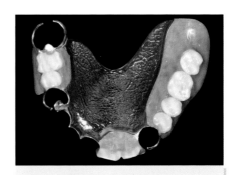

图 5-7　可摘局部义齿

必要时制作取终印模的个别托盘。若需要修复前治疗,则在治疗后完成上述操作。

　　(2) 诊断、设计方案、修复前治疗、牙体预备、最终设计:根据患者口内情况、辅助检查并结合模型观测结果,与患者沟通后,确定最终的义齿设计方案,并进行牙体预备,取终印模,灌注石膏模型。若制作树脂基托的可摘局部义齿,预约复诊时间确定咬合关系;若制作金属基托的可摘局部义齿,石膏模型送技工室制作金属支架。

　　(3) 试戴义齿支架,确定咬合关系:若制作树脂基托的可摘局部义齿,检查确定患者的咬合关系后,转移至模型上,送技工室制作义齿。若制作金属基托的可摘局部义齿,试戴义齿支架,调整合适后,检查确定患者的咬合关系,送技工室制作义齿。

　　(4) 义齿初戴:义齿初戴主要包括三方面的工作:一是使义齿获得良好

就位,调整义齿形态边缘使之和口腔更加协调;二是调𬌗,使义齿获得良好的咬合关系;三是对患者的指导,包括义齿摘戴方法、义齿护理及口腔卫生保健指导。

(5)复诊:对于初次进行可摘局部义齿修复的患者,最好在初戴后定期复诊,一般每半年复查一次,及时发现和处理余留牙和义齿出现的问题,维护余留牙的健康,保证义齿能正常使用。总结来说,患者一般需要就诊 4~5 次才能最终完成可摘局部义齿的修复治疗。

14. 可摘局部义齿出现基托折断、人工牙脱落可以修理吗?

(1)金属基托(图 5-8):俗称"钢托",有铸造钴铬合金和铸造纯钛基托两种。铸造钴铬合金基托是由钴、铬、钛、钼等金属材料按不同比例,经过复杂工艺处理而成。其对人体无毒副作用,坚韧耐用,具有较好的安全性和良好的强度,日常饮食一般不易折断。但由于金属基托铸造加工工艺复杂,需在特殊环境下高温熔模,熔金后一次铸造成型,不能修改,更不宜焊接,而且常温下多次焊接修改反而更容易使材料氧化腐蚀,导致整个金属基托出现断裂,所以金属基托折断后一般不能再次焊接修理,需要重新制作新基托。

(2)树脂基托(图 5-9):俗称"塑料板",是向模型内充填树脂后,加工凝固而成。其对人体无毒副作用,具有较好的安全性。虽然树脂基托自身具有一定的弹性,但由于树脂强度不高,耐磨性比金属基托差,所以树脂基托更容易折断。虽然可以暂时粘接修理,但由于材料自身强度差,且粘接修理时需要磨除原有的树脂基托材料,故反复多次修理后,树脂基托更易形成微小的裂纹,犹如瓷器多次粘接修理会形成更多的细小裂纹。所以,树脂基托折断需要重新制作新基托,才能正常使用。

(3)人工牙:俗称"假牙",常见的有树脂牙、金属牙。日常饮食使用的多是树脂牙。人工牙都是以粘接包绕的形式包裹在基托上,即一部分埋于树脂基托上,一部分是我们看到的假牙,犹如"坐"在基托上。其周围一般都是树

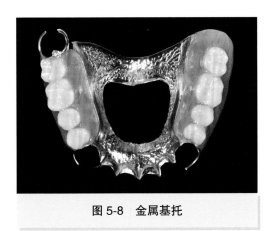

图 5-8　金属基托

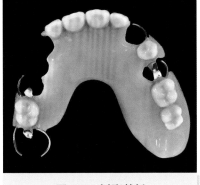

图 5-9　树脂基托

脂,采用一次充填成型,主要靠粘接固定于基托上。所以,人工牙脱落虽然可以暂时重新粘上,但是周围包绕的材料已经被破坏,不能紧紧包裹人工牙,修理粘接后依然会脱落,且脱落时间更快。同时,由于每次粘接修理都要修改基托,常见方法就是对基托进行磨改,基托形成各种不规则的缺损,然后重新用粘接材料将人工牙粘接在基托上。这样多次粘接修理会严重损伤基托,造成树脂基托损坏甚至折断。如果是金属基托,更容易导致基托变形,进而引起可摘局部义齿完全破损,无法使用。

综上所述,可摘局部义齿出现基托折断,一般不应随便修理,应及时去医院或与医生联系,根据情况重新制作新的义齿。人工牙脱落虽然可以暂时将牙齿粘接上,但为了不影响可摘局部义齿使用,也应当及时制作新的义齿。

15. 可摘局部义齿修复后又有牙缺失,能否直接修复?什么情况下需要重新制作义齿?

这种情况假如患者对义齿要求较高,一般都要重新做义齿。但是有些患者并不想换新义齿,那么这个问题就不能一概而论,需根据实际情况决定。假如把做可摘局部义齿想象成架一座桥。架桥需要有桥墩和桥体,桥墩就相当于基牙,就是主要受力的牙齿,桥体就相当于中间的义齿。如果后来掉的牙是基牙,那么可以想象桥墩都断了,整座桥就没用了,只能重新做了。如果本身掉的牙齿少,桥特别短,又有其他的牙齿掉了,这座桥是没办法接起来的,也只能重做。如果义齿本身就用了很久,桥体已经变形不结实了,又有其他的牙齿掉了,也只能做新的了。对于刚做不久的义齿,桥体很长,后来掉的不是基牙而且是在桥体中间,并且患者不愿意换新义齿时,是可以直接加义齿的,但是远期效果不会很理想。

16. 为什么戴可摘局部义齿时还需要医生调改?

可摘局部义齿制作过程复杂,步骤繁多,出现误差的概率增大。此外,制作还涉及高温铸造的严酷环境,且不同材料的热膨胀系数、弹性模量都不尽相同,虽然每一步都尽可能精密把控,但过多的流程仍然会造成一些微小的不精确,故可摘局部义齿制作完成以后必须经过医生的精密调改才能顺利摘戴。

可摘局部义齿修复过程中,不能完全准确模拟患者咀嚼时口腔黏膜受压的力度和状态,因此在临床上常出现可摘局部义齿戴用后黏膜压痛,需要医生调改缓冲。

17. 如何克服可摘局部义齿咬颊、咬舌现象?

可摘局部义齿戴用后,患者逐步恢复咀嚼功能,但咀嚼时可能会发生咬颊或咬舌的情况,临床上可表现为舌体侧缘或咬合线水平的颊黏膜血疱或溃疡。常见原因如下:

(1) 颊部组织或舌体肥大:颊部组织、舌体和牙列占据口腔空间并保持相对的稳定和平衡。牙齿缺失后,这种平衡被打破,应该及时修复牙列中的缺失牙。如果不及时修复缺失牙,颊部黏膜和舌体会逐渐肥大,占据原先牙齿所占的部分空间。初戴可摘局部义齿时容易咬到颊部黏膜和舌体,适应一段时间后将有所缓解。

（2）人工牙排列过于偏向颊侧或舌侧：若为后牙区上下牙列对应的牙缺失，人工牙应该排列在牙槽嵴顶，但因牙齿缺失后上颌的牙槽骨向内、向上吸收，下颌的牙槽嵴向外、向下吸收，从而常导致下颌牙槽嵴比上颌牙槽嵴靠外的情况，排牙时形成了覆盖过浅或反𬌗（图 5-10）的情况，从而导致了咬颊或咬舌。

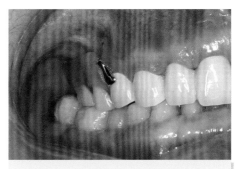

图 5-10　后牙人工牙排列呈反𬌗

（3）𬌗平面偏低：排牙原则中曾强调上下颌都有缺牙时，排列人工牙时应该尽量平分上下颌间隙。如果下颌后牙缺失且上颌对颌牙伸长，下颌可摘局部义齿修复时，排列下颌后牙人工牙若低于𬌗平面，在进食、讲话等时容易咬到舌体。此时，应该调磨伸长的对颌牙，恢复正常咬合关系，重新制作义齿。

18. 牙齿在打磨以后出现冷热过敏的情况怎么办？

义齿修复时，为开辟修复间隙，常需要打磨牙齿，牙齿打磨后牙本质小管直接开放于口腔环境中。当牙齿受到外界刺激如温度（冷、热）、化学（酸、甜）、机械（摩擦或咬硬物）刺激等时出现异常酸痛症状，常称为牙本质敏感，其特点为发作迅速、疼痛尖锐、时间短暂。其发生的学说为在牙本质小管内充满着牙本质液并与牙髓相通，在受到刺激应答后迅速引起牙本质小管内液体的流动，这种异常的流动被传递到牙髓，从而引起牙髓神经纤维兴奋，产生痛觉。

在临床上，治疗牙本质敏感的必要措施就是有效封闭牙本质小管，常用的方法有涂布牙本质粘接剂、牙本质保护膜、Gluma 脱敏剂和激光脱敏等。其中，牙本质粘接剂能与牙本质内的胶原纤维形成强力结合，经光固化后在小管内形成树脂突，起到封闭的作用。牙本质保护膜的作用不仅是在牙体表面形成涂层，还有与牙本质粘连的效果，可减少外渗，从而减少敏感症状的发生。Gluma 脱敏剂是常用的以腐蚀作用为主的脱敏剂，其主要成分为戊二醛和 2- 羟基乙基甲基丙烯酸酯，其中 2- 羟基乙基甲基丙烯酸酯可溶于牙本质小管液，协助戊二醛进入小管内通过凝固蛋白和封闭牙本质小管发挥作用。激光脱敏的作用机制是利用热效应使牙本质表面的有机物变性，无机物熔融，从而封闭牙本质小管。此外，还可以蒸发牙本质小管内的液体，同时改变神经对钠、钾离子的通透性，起到镇痛作用。目前，用于脱敏的激光有 Nd：YAG 激光、CO_2 激光、Ca-Al-As 半导体激光和 Er,Cr：YSGG 激光等。激光脱敏的优点是操作简单、使用安全、起效迅速、无明显刺激等。

19. 戴可摘局部义齿后出现食物嵌塞如何处理?

临床上常见戴可摘局部义齿后，出现食物嵌塞，导致口臭、龋坏、牙周炎、牙龈炎的情况。针对不同原因引起的食物嵌塞，处理方法不同。

（1）卡环与基牙间食物嵌塞：卡环与基牙间存在间隙，食物嵌入其间，此种情况若为弯制卡环，可用弯丝钳调整卡环角度，使其与基牙贴合；若为铸造卡环可能需要重做义齿；若由于卡环尖端过于尖锐常挂住食物，使其残留，需打磨抛光卡环尖端。

（2）𬌗支托和连接体与基牙或组织间的食物嵌塞，需重新制作义齿。

（3）基托与软组织间隙：可通过衬垫基托组织面消除间隙，或采用充填或冠修复减少基牙不利倒凹，从而减少基牙与基托间的间隙，但有时不利倒凹形成的空隙不可避免。基托表面不光滑引起的食物残留，应对基托表面从粗到细充分抛光。基托磨光面形态不良，使颊舌肌不能自如地推动食物导致食物残留，建议修改、打磨、抛光磨光面形态，必要时重做义齿。

（4）义齿不稳定：在咀嚼过程中可摘局部义齿存在翘起、旋转等现象，为食物进入义齿与组织间创造了通道。为提高稳定性，可采取设置间接固位体、延长基托、减小侧向𬌗力等方法。

（5）清洁不力。应加强口腔卫生，饭后和睡前取下义齿，将余留牙和基托刷洗干净，条件允许时使用义齿专用牙刷清洁义齿组织面。夜晚将义齿从口中取下，清洗后放在盛满水的容器中保存。定期使用义齿清洁剂对义齿进行浸泡。

20. 可摘局部义齿修复后出现疼痛怎么办？

可摘局部义齿修复后出现疼痛是比较常见的现象。

（1）初戴义齿两三天时，不宜用力切咬硬食，应让口腔黏膜逐步适应义齿，可减轻疼痛发生的概率。

（2）新义齿摘戴出现困难时，不可用蛮力，以免造成义齿损伤或口腔创伤及疼痛，要向医生学习正确的摘戴方法。

（3）使用过程中出现基牙松动或疼痛，应该停用义齿，及时就诊，查找疼痛原因。常见的原因可能是卡环过紧，对基牙产生的力量过大，导致基牙负担过重，从而产生疼痛。

（4）牙体预备有时会造成牙本质敏感，如出现冷热敏感，要尽量避免不良刺激，3个月内症状会逐渐减轻，如无好转，也可就诊进行牙本质脱敏治疗。

（5）由于基托边缘过长、过锐，组织面缓冲不够，软组织本身支持能力差等造成的软组织疼痛溃疡需要及时就诊，以便医生检查疼痛的具体部位及原因，方便调改，不要拖延待软组织愈合再就诊，否则会影响医生的判断。

（6）义齿长期不使用，再戴时，会因口内软硬组织情况改变而戴不进去或产生疼痛，需要就诊调改义齿或重新制作。

（7）义齿使用数年后，因口腔组织不断变化发生义齿松动或戴牙疼痛时，应就诊修理或重新制作义齿。如果基牙发生牙体、牙髓、牙周的病变，应及时就诊，查明原因并治疗以消除疼痛。

可摘局部义齿结构复杂，有很多部件与天然牙或口腔黏膜等软硬组织之间有摩擦、压迫等不协调之处，或口内组织本身有病变，均可能导致疼痛。

21. 义齿修复是否必须在患者口内进行？托人带到医院是否可行？

义齿如有不合适或已损坏,其原因复杂多样,故修理方式也各有不同。通常的做法是在口内取印模,然后转移到口外进行修复。由于每个人的口腔情况不尽相同,故绝大多数情况都需要患者亲自就医,而不能托人带来义齿进行治疗。

(1)基托折断或出现破损:由于义齿使用时间长久材料老化、咀嚼力过大、基托局部抗力差、咬合不平衡等原因造成的基托受损,修理过程一定要在口内进行,通过检查等手段查找原因并进行修理,比如调𬌗,磨改过长的基托边缘、缓冲支点、用自凝树脂修复破损或不密合部位等。如果义齿破损较严重还需要在口内取模型,将义齿转移到口外的模型上进行修复,故这种情况患者必须亲自就诊。

(2)人工牙和卡环的脱落:这些部件脱落或损坏后需要将损坏的部分磨除,之后选择新的人工牙或弯制新的卡环。这些部件更换后,由于与组织面或者对颌牙接触的部位有所改变,需要在口内进行调𬌗或者缓冲组织面,然后抛光打磨才可使用,故患者必须亲自就诊治疗。

(3)义齿的重衬:义齿戴用一段时间后,由于缺牙区牙槽嵴会发生缓慢而持续的吸收,导致义齿基托下沉,出现翘动、咬合不平衡、食物嵌塞等症状,需要使用自凝、热凝或软衬材料进行义齿重衬,无论是直接法还是间接法,都需要患者亲自到医院治疗。

(4)义齿表面由于粗糙、色素沉着、局部有裂纹需要加强等原因需要治疗时,可以在不影响治疗的前提下让别人带来修理。

可摘局部义齿损坏的原因复杂多样,有外力、老化、口腔条件发生变化等原因。同时,义齿本身结构复杂,有金属、树脂、人工牙等不同材料构成的部件,再加上口腔黏膜和颌骨也处于不断的动态变化之中,每种改变都需要精密修复才可完成。故大多数情况下需要患者亲自到医院就诊治疗。

22. 可摘局部义齿戴了一段时间后，感觉和牙槽骨不太贴合，是什么原因？能修理吗，还是需要重做？

可摘局部义齿戴了一段时间后,感觉和牙槽骨不太贴合,这主要是牙槽骨萎缩造成的。维持天然牙存在的牙槽骨是随着牙齿行使功能而保持的。牙缺失后,牙槽骨的吸收和改建是终身的。牙槽骨吸收速度在拔牙后 3 个月最快,大约 6 个月后吸收速度明显降低,拔牙后 2 年吸收趋于稳定并持续终身,每年可达 0.5mm 左右。牙槽骨的持续吸收情况与患者的全身健康状态和骨质代谢状况有关。全身健康状况差、营养不良、骨质疏松患者牙槽嵴吸收快。牙槽骨持续吸收情况与骨质致密程度相关。上颌骨的外侧骨板较内侧骨板疏松,所以拔牙后上颌骨外侧吸收大于内侧,上颌牙槽弓逐渐缩小。下颌骨的外侧骨板较内侧骨板致密,所以拔牙后下颌骨外侧吸收小于内侧,下颌牙槽弓逐渐变大。牙槽骨的持续吸收还与修复效果的好坏有关。设计制作精良的义齿在行使功能时能将咬合力均匀分布于基牙和缺牙区牙槽骨。如果牙槽骨受到过大咬合力,成骨细胞和破骨细胞的活力会失去平衡,造成该区域牙槽骨过快吸收。牙槽骨的持续吸收还与患者的使用状况有关。可摘局部义齿能较好地满足患者一般的功能需求,但这不意味着患者戴用义齿后能随意使用。质地较硬、韧性较强的食物(例如坚果、笋干等)需要较大的咀嚼力才能将其粉碎,长期进食该类食物会造成基牙与牙槽骨过度负荷,加重牙槽骨的吸收。

出现义齿与牙槽骨不贴合状况应及时就诊,由医生根据情况相应处理。当义齿固位良好,基牙无明显松动,义齿金属支架贴合良好时,可在树脂基托组织面进行加衬增加义齿与缺牙区牙槽骨黏膜的贴合度,防止食物嵌塞。加衬有直接法和间接法两种。小范围不贴合时,可以用自凝树脂直接涂布于该区域基托组织面,让患者进行咬合后修整多余的自凝树脂,打磨抛光成形。大范围不贴合时,应在相应基托组织面放置印模材料,在口内取咬合印模后,送技术加工中心进行热处理,在口外完成基托组织面的加衬。由于缺牙区牙槽骨是持续吸收的,所以每隔 1~2 年患者需就诊检查是否需要重衬,以免因义齿翘动造成基牙损伤,义齿折断。当患者出现义齿与牙槽骨不贴合同时伴有基牙松动、义齿严重损坏状况时应重新制作义齿。

23. 为什么戴可摘局部义齿后感觉食物嚼不烂?

　　义齿设计与修复后咀嚼功能的恢复有关。患者缺牙的部位、数目、缺牙区牙槽嵴的丰满度、余留牙的健康状况是义齿设计时考量的主要因素。少量缺牙且余留牙健康状况良好的患者,可采用牙支持式义齿。义齿在行使功能时,咬合力通过义齿主要传导到健康的基牙,所以义齿咀嚼功能好。缺牙较多、缺牙区牙槽骨高大丰满且余留牙健康状况良好的患者,可采用混合支持式义齿。义齿在行使功能时,咬合力一部分由健康的基牙负担,一部分由缺牙区牙槽骨负担。此类缺牙患者义齿修复后能满足一般功能,但不能咀嚼太硬、太韧的食物,以免造成基牙及缺牙区牙槽嵴过度负荷。缺牙较多、余留牙较少且健康状况欠佳的患者,多采用黏膜支持式义齿。义齿行使功能时,咬合力大多由缺牙区牙槽嵴负担。此类缺牙患者义齿修复后建议进软食,以免缺牙区牙槽嵴黏膜压痛。

　　义齿的制作与咀嚼功能相关。义齿选用人工牙的牙尖斜度越大,𬌗面窝沟形态越清晰,义齿切割研磨食物的功能越强。但是,为了保护天然牙及缺牙区牙槽嵴,减小侧向咬合力,一般人工牙的牙尖斜度会控制在 20°~30° 左右,较天然牙有所降低,所以义齿修复后只能部分恢复天然牙的咀嚼效能。上下颌人工牙或人工牙与天然牙的咬合接触面积与咀嚼功能密切相关,义齿咬合接触面积越大,上下颌牙齿咬合接触越紧密,患者的咀嚼功能越好,所以义齿制作时要注意上下颌牙齿的尖窝锁结关系。颌位关系的准确恢复也与患者咀嚼功能有关。义齿恢复的垂直距离关系到咀嚼肌的收缩力。咬合恢复过低,咀嚼肌的收缩力减弱,患者自觉咀嚼无力。咬合恢复过高,咀嚼肌张力过大,患者容易出现面部肌肉酸痛,说话进食时上下颌牙齿撞击形成咬合干扰。

　　患者的自身因素也与咀嚼功能有关。人体的咀嚼功能不仅与牙齿有关,还与咀嚼肌功能运动及中枢神经系统的调控有关。长期缺牙的患者,咀嚼肌缺乏运动导致废用性萎缩,与进食有关的中枢神经也因缺乏刺激而反应迟钝。重建义齿初期,牙齿、肌肉和神经系统存在功能不调,不能很好地发挥咀嚼功能,此时需要患者多加训练,不断适应,才能逐步重建咬合功能。

24. 可摘局部义齿一般怎么维护？一般能用多长时间？

　　可摘局部义齿初戴时,口内可能暂时会有异物感、恶心、呕吐等不良反应,有时发音亦可能受到影响,同时也会感到咀嚼不便,一般经耐心戴用 1~2 周即可改善。摘戴义齿不熟练,需要耐心练习。进食方面可以先进食软的小块食物,经过锻炼后逐步过渡到正常饮食,一般不宜吃硬食。前牙为人工牙时,不宜直接咬切食物,最好用后牙咀嚼食物。进食后应及时取下义齿冲洗,用清水漱口,以免食物残渣滞留。为了减轻支持组织负荷,使之有一定的时间休息,夜间最好不戴义齿,应取下义齿浸泡在冷水中或义齿清洁液中,但切忌放在沸水或酒精溶液中。若有黏膜压痛,可暂时取下义齿浸泡在冷水中,复诊前 2~3 小时戴上义齿,以便医生能准确找到压痛点,有利于对义齿进行修改,千万不要自己动手修改,以免影响修复体质量。若义齿发生损坏,应及时联系医生,并将折断的部分带给医生进行义齿修理。此外,患者应重视口腔卫生,以确保余留牙及牙槽骨的健康持久,并视情况每半年复诊一次,由医生检查义齿、余留牙、口腔黏膜。

　　可摘局部义齿能用多长时间取决于患者和义齿两个方面。患者口腔卫生良好,余留牙特别是基牙无严重龋坏或牙周病,口腔黏膜健康,就意味着口腔环境能在一定时期内维持稳定,为义齿使用创造了条件。如果患者注重义齿护理,加上合理饮食,避免义齿损坏,就能延长义齿使用周期。义齿的设计、选用的材料及制作工艺也关系到义齿的使用寿命。良好的义齿设计不但能增加义齿的固位稳定,也能合理分散咬合力,有利于余留牙、牙槽骨、口腔黏膜的健康。义齿选用的材料种类繁多、制作工艺较为复杂,直接关系到义齿的强度和耐久性。由于患者年龄增长,口腔健康状况或多或少存在变化,加上义齿在行使功能时不可避免存在磨损老化现象,所以建议每半年复诊检查,由医生提出合理建议。

25. 可摘局部义齿修复后为什么会出现发音不清?

义齿的存在减小了舌的运动空间,使舌的运动发生障碍,所以在满足功能的前提下应尽量减小基托的大小和厚度。牙齿与发音有密切关系,尤其是前牙的排列会影响舌面音等的发音,因此排牙时除了考虑美观、咀嚼功能外,对发音也要加以重视。当然,人体的适应能力很强,戴用义齿后要多多练习发音,一般经过一段时间的练习,多数患者可逐渐习惯恢复到正常发音水平。

26. 可摘局部义齿除了传统的金属卡环固位体,还有其他形式吗?

传统可摘局部义齿大多采用金属卡环固位,主要依靠卡环和天然牙之间的摩擦力达到固位,固位效果欠佳,咀嚼功能较差,而且当基牙位于口腔前部时,金属卡环的外露大大影响了患者美观。随着科技的进步,可摘局部义齿的固位体除卡环外,还可采用附着体、套筒冠和磁性固位体,形成固定活动联合修复。

(1) 附着体义齿:附着体义齿是以附着体为主要固位形式的固定活动联合修复义齿(图1-4)。附着体通常由阴性和阳性两部分结构组成,一部分与基牙结合,另一部分与义齿的可摘部分结合,通过阴性和阳性结构的结合形成固位力(图5-11~图5-13)。附着体义齿的适应证非常广泛,多数牙列缺损患者均可选用附着体义齿。基牙除了健康的天然牙外,通过治疗无明显松动的残

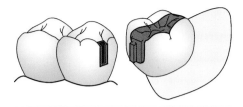

图 5-11　冠内附着体［引自赵铱民主编《口腔修复学》(第 7 版) 人民卫生出版社］

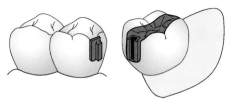

图 5-12　冠外附着体［引自赵铱民主编《口腔修复学》(第 7 版) 人民卫生出版社］

根、残冠也可放置附着体。附着体义齿固位稳定性好，义齿行使功能时基牙受力的方向更接近牙体长轴方向，对基牙具有保护作用，有效避免了传统可摘局部义齿基牙易松动、损伤的缺点。附着体义齿采用牙支持式或混合支持式设计，制作时采用金属支架连接，所以基托面积较小，可减少可摘局部义齿的口腔异物感。美观、无卡环外露、固位体隐蔽是附着体义

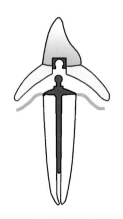

图 5-13　根内附着体［引自赵铱民主编《口腔修复学》(第 7 版) 人民卫生出版社］

齿的另一个优点，能较好地满足患者的美观要求。

　　(2) 套筒冠义齿：套筒冠义齿是指以套筒冠为固位体的可摘局部义齿(图 5-14)。套筒冠固位体由内冠与外冠组成，内冠粘固在基牙上，外冠与义齿其他组成部分连接成整体，义齿通过内冠与外冠之间的嵌合作用，产生固位力，使义齿取得良好的固位与稳定，义齿的支持由基牙或基牙与基托下组织共同承担。套筒冠义齿适用范围较广，牙周病或牙周病伴牙列缺损经牙周病基础治疗后需夹板固定的患者，多数牙缺失、少数牙残存并需咬合重建的牙列缺损患者，通过套筒冠义齿修复能达到良好的修复治疗效果。套筒冠义齿基牙由高度抛光的金属内冠覆盖，义齿摘下后内冠表面容易清洁，菌斑不易附着，使基牙牙周组织保持良好的卫生状态，防止龈缘炎的发

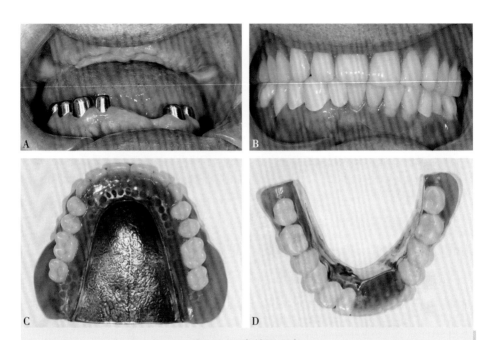

图 5-14　套筒冠义齿
A. 上颌半口、下颌套筒冠义齿修复前　B. 上颌半口、下颌套筒冠义齿修复后　C. 上颌半口义齿　D. 下颌套筒冠义齿

生。义齿就位时,内冠与外冠之间接触产生固位力,义齿取出的瞬间固位力迅速丧失,对基牙不产生任何不利的外力,可有效防止基牙牙周组织损伤。套筒冠义齿在承受𬌗力时,𬌗力通过固位体传递至基牙,通过基托传递至牙槽骨及黏膜,将𬌗力分散,不会使口腔软硬组织受力过大,有利于保存牙槽骨高度。套筒冠义齿就位后,将基牙连接成整体,使修复前的单个牙运动转变成基牙的整体运动,起到牙周夹板的作用。同时,增强了基牙承受𬌗力的能力,保护基牙牙周组织的健康。

(3)磁性固位体:磁性固位体是利用磁性材料的磁力将修复体吸附到基牙或种植体上,使修复体获得固位和稳定的一种装置。它由安置在患者口内余留牙根或种植体上的衔铁和设置在修复体基托上的闭路磁体两部分组成,利用二者间的磁吸引力使修复体牢固地保持在患者的牙槽嵴上。

磁性固位体具有足够且稳定的固位力。由于采用高磁能积的永磁体和耐蚀软磁合金,并采用闭合磁路设计,磁性固位体可以提供 2~9N 的固位力,完全满足覆盖义齿在各种功能状态下的固位需要,且固位力持久且稳定。磁性固位体的闭路磁体和衔铁表面均为平面,具有轴向固位力强,而侧向固位力弱的特点。当有大的侧向力作用于义齿时,可使义齿沿此方向出现轻度滑动,此滑动改变了原作用力的方向,使过大的侧向力不能全部作用于覆盖基牙,从而有利于基牙健康。由于磁引力为持续作用力,当义齿在某种外力作用下出现了轻度移位,也可在磁引力作用下自动复位。磁性固位体的应用不受覆盖基牙方向的限制,无严格的就位道方向要求,即使牙根有一定倾斜也不影响附着体应用。除需将衔铁部分固定在牙根上之外,其余的操作步骤与普通覆盖义齿相似,操作技术简单,义齿完成后也无需经常调节修理。由于采用闭合磁路设计,装有闭路磁体的义齿就位后与装在牙根面的衔铁形成闭路磁场,基本消除了外磁场,当义齿取出后衔铁本身又无磁性,因此长期应用对机体组织无影响。

磁性固位体应用广泛,但根上型(图 5-15)对放置磁性固位体的基牙有一定要求。一般情况下,口腔内保留的任何一个有效根长(即牙根在骨内的长度)为 8~10mm,松动度Ⅰ度以内,经过完善的根管治疗,无牙周炎症的残根、残冠都可作为设置磁性固位体的覆盖基牙。考虑到义齿受力的平衡,最好在颌骨的两侧选择基牙,同等条件下尖牙和磨牙应为首选。通常选择 2~3 个基牙设置附着体即可使义齿获得满意的固位。

冠外型磁性固位体是在基牙上制作铸造金属全冠或烤瓷冠,将衔铁固定在人造冠的近缺隙侧(图 5-16)。常用于一侧或双侧游离端牙列缺损的可摘局部义齿修复,也可用于多个牙缺失的非游离端牙列缺损。

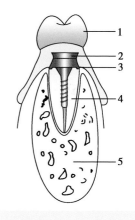

1. 覆盖义齿;2. 闭路磁体;
3. 钉帽状衔铁;4. 覆盖基牙;5. 下颌骨

图 5-15　应用磁性固位体的覆盖义齿结构[引自赵铱民主编《口腔修复学》(第 7 版)人民卫生出版社]

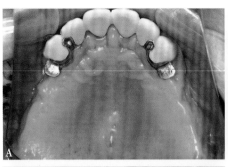

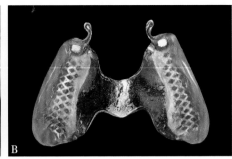

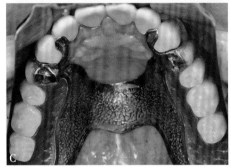

图 5-16 冠外型磁性固位体义齿
A. 固定义齿口内粘固 B. 可摘局部义齿部分 C. 可摘局部义齿口内就位

27. 能做不带金属卡环的可摘局部义齿吗?

除了附着体义齿、套筒冠义齿外,传统可摘局部义齿大多采用金属卡环固位,当采用前牙为基牙时,易暴露金属,美观要求高的患者往往难以接受。隐形义齿是可摘局部义齿的一种,采用弹性树脂材料制作,树脂卡环位于天然牙龈缘,仿真性好(图 5-17)。弹性树脂是一种新型义齿修复材料,其特点是强度高,有适宜的弹性、较好的柔韧性和半透明性,色泽接近天然牙龈组织,具有良好的仿生效果和隐蔽性。由此材料制成的隐形义齿适用于前牙缺损,可避免金属卡环影响美观,而且弹性材料能进入基牙倒凹区与黏膜紧密贴合,固位力好,特别是基牙牙冠过短的病例,能够更好地利用倒凹而不易脱落。对于因牙周病或楔状缺损引起的临床牙冠过长、牙根外露、牙颈部过敏等,隐形义齿的卡环可以形成义龈,遮盖过长的基牙颈部,既提高了美观效果,又降低了牙颈部暴露的敏感性。

隐形义齿一般为黏膜支持式义齿，𬌗力不易分散，咀嚼效率较低，所以只适用于承受𬌗力较小的前牙。后牙缺失若用隐形义齿修复，承受咬合力时义齿基托下沉，会造成缺牙区牙槽嵴吸收，基牙牙周组织也会因为树脂卡环压迫而过度吸收。一般隐形义齿材料老化较快，

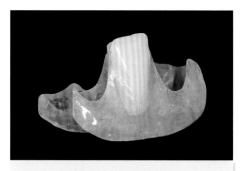

图 5-17　隐形义齿

在口内 2 年左右就会发生变色，失去弹性。由于隐形义齿的制作工艺和材料的特殊性，使该义齿具有不可修复性，损坏后不易修理，不能重衬。所以，隐形义齿是临时修复体，可暂时性替代缺失的天然牙，不作为长期修复体。

28. 可摘局部义齿不要基托可以吗？

许多初次配戴可摘局部义齿（图 5-18）的患者，感觉基托（牙托）面积大，占据了口腔的空间，常感到不适，要求去掉基托。那基托是不是可有可无的呢？它有什么重要的作用呢？

基托是可摘局部义齿的重要组成部分之一，覆盖在缺牙位置的牙槽嵴上，能够在其上排列人工牙，恢复牙列缺损。基托可以把义齿的各个部件连成一个整体，以传导和分

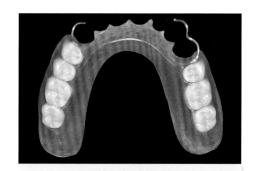

图 5-18　可摘局部义齿

散𬌗力，可增强义齿的固位和稳定，也有间接固位的作用，可抵抗义齿的移位力量。此外，还可用于修复因牙齿脱落而萎缩的牙槽嵴，恢复外貌和美观。颌骨肿瘤的患者在手术切除部分颌骨后配戴的赝复体，可利用基托恢复颌面部软硬组织缺损。

基托的大小根据缺牙部位、数目、基牙健康状况、牙槽嵴吸收程度和邻近软组织缺损情况、力的大小等决定。在能满足义齿的固位和稳定,不影响唇、颊、舌软组织活动的原则下,尽量减小基托范围,使患者感到轻巧、舒适、美观。如个别前牙缺失,牙槽嵴丰满者可不放唇侧基托。如前牙区牙槽骨缺损、唇裂术后等原因致上唇塌陷者可适当加厚上颌唇侧基托,以利美观。牙支持义齿后腭部基托尽可能前移,使基托缩短,以免引起恶心。但是,缺牙多时选择黏膜支持式的上颌可摘局部义齿,上颌后牙游离端义齿基托一般应盖过上颌结节。若伸展范围扩大,可能会影响发音并造成一定的不适感,但一般均可以适应。

29. 前牙松动需拔除,如何解决临时美观问题?

如果前牙松动需要拔除,可以在拔牙前取模,翻制模型。在模型上去除拟拔除的牙齿,修整模型,制作过渡义齿。过渡义齿制作完成后,拔除松动前牙,戴上过渡义齿,就可以避免缺牙的尴尬了。

常见的前牙过渡义齿是弹性义齿(图5-19),采用一种高分子弹性树脂作为义齿的制作材料,利用材料弹性替代常规可摘局部义齿中的金属卡环发挥固位作用,具有加工简易、制作完成周期短、临床效果显著等优点。弹性义齿的树脂强度高,有适宜的弹性、较好的柔韧性和半透明性,色泽接近天然牙龈组织,具有良好的仿生效果和隐蔽性,故也称隐形义齿。

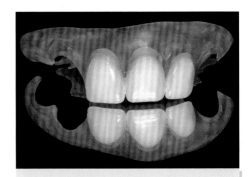

图 5-19 弹性义齿

弹性义齿有很多优点:

(1) 美观性好:传统的可摘局部义齿采用的是树脂基托 + 金属卡环,当前牙作为基牙时,容易暴露金属,影响美观。隐形义齿由于没有金属卡环,弹性材料颜色与牙龈缘接近,美观性良好。

(2) 固位力强:弹性卡环臂位置通常在龈缘下方,利用软组织和硬组织倒凹固位,在一些基牙牙冠短或者因倾斜倒凹不良的情况下,可以更好地固位,不易脱落。

(3) 舒适感好,不易积存食物:弹性义齿的卡环、基托与周围基牙和软组织之间的封闭性良好,不容易积存食物残渣,且义齿基托薄,配戴舒适。

(4) 制作简单:弹性义齿采用压力灌注一次成型,制作简单。

(5) 损伤小:弹性义齿制备过程中牙齿磨除量很少,对邻牙的损伤小。

(6) 价格便宜:弹性义齿加工简单,步骤少,加工成本相对低廉。

总的来说,弹性义齿是临时修复体的一种,使用寿命约 2 年左右,作为不宜使用普通可摘局部义齿的一种有效补充。应用弹性义齿的注意事项:

(1) 弹性义齿适用于前牙 1~2 颗缺失的临时美学修复,不宜在后牙及游离端缺失时使用。

(2) 弹性义齿为永久修复前的临时过渡义齿,损坏不可修补、材料老化快,适用于暂时不能永久修复前的过渡阶段。

(3) 基托的弹性力量对牙龈和骨组织有压迫刺激,容易造成牙槽骨萎缩。弹性义齿环抱的基牙也易出现牙周炎症,戴用时间过长会导致基牙牙根暴露,影响后期的永久修复,故不宜长期使用。

弹性义齿结构简单,由人工牙和弹性树脂组成,制作简单,美观舒适,固位力强,口内组织磨除少,但是容易老化,对牙龈和牙槽骨有一定的压迫,且适用范围小,属于临时修复体。此外,还可以利用热凝丙烯酸树脂材料制作常规的可摘局部义齿。如果后期准备进行固定义齿修复或种植修复,尽量利用牙列的天然间隙通过间隙卡环,避免磨削牙体组织。拔牙窝完全愈合后会出现牙槽骨萎缩,过渡义齿因而会出现基托密合性下降、义齿下沉等情况,应及时进行永久性修复。

30. 弹性义齿和传统可摘局部义齿有什么不同？材料有什么特点？

弹性义齿和传统的可摘局部义齿都是牙列缺损患者恢复功能的修复方式，都可以满足患者的修复需求，但二者也有很多的不同点。

（1）从定义上讲：弹性义齿和传统利用卡环固位的可摘局部义齿都属于可摘局部义齿。

（2）从支持组织上讲：传统可摘局部义齿可以是牙支持式、黏膜支持式和混合支持式三种，由于弹性义齿基托材料难以和金属支托结合，所以弹性义齿通常仅有黏膜支持式一种。

（3）从固位方式看：传统可摘局部义齿可设置直接固位体和间接固位体，直接固位体又分为冠内固位体和冠外固位体，医生依据患者口腔条件和软硬组织倒凹分布进行设计，最常见的卡环就有多种设计方式。弹性义齿主要是利用牙体硬组织和黏膜软组织的倒凹，利用弹性的卡环臂进行固位，固位方式相对单一。

（4）从材料学特点看：传统可摘局部义齿和弹性义齿的材料使用有较大不同。二者的人工牙一般采用相同的材料，都是耐磨的复合树脂。除此之外，可摘局部义齿主要由金属材料和热凝树脂材料组成，而弹性义齿主要是弹性树脂材料。

可摘局部义齿的金属材料多采用高熔合金，如钴铬合金、钛合金、纯钛等材料，金属材料制作的基托、连接体等组成部分减少了树脂基托的面积，体积小、薄，患者异物感减少，相对舒适，机械强度好，不易折断，设计灵活，可满足各种形式的修复需要。但金属支架的工艺流程复杂，价格相对昂贵。可摘局部义齿的热凝材料主要是热凝聚甲基丙烯酸甲酯材料，是一种常用的义齿基托材料，具有良好的机械、理化和生物学性能，质轻，易于加工成型，易调色。

弹性义齿材料又称弹性仿生义齿材料，1995年由美国引进，它采用一种以尼龙 12（PA-12）为基底的高分子弹性材料制成翼状，环抱在基牙唇（颊）舌侧，韧性好，边缘封闭较严密，与传统义齿基托材料相比，色泽更接近天然牙龈组织，具有更好的仿生效果和隐蔽性。

弹性义齿属于可摘局部义齿的一种，主要适用于前牙缺失的临时美学修复，结构简单，美观性好，使用的是弹性树脂材料，韧性好，边缘封闭严密。传统可摘局部义齿几乎适用于任何类型的牙列缺损，结构复杂，使用不同种类的金属材料和热凝树脂制作，工艺复杂，性能优良。

31. 戴上可摘局部义齿后如何缩短不适应过程？

初戴义齿后会有异物感、恶心，可能有发音不清、咀嚼不便等问题，需要耐心练习和适应，1~2 周即可改善。建议先进食较软的食物，且尽量少用前牙切咬大块食物，根据情况逐渐增加食物硬度。戴义齿后支持义齿的基牙和牙槽嵴负担增加，应逐渐适应，否则容易出现基牙和牙槽嵴疼痛。此外，戴用可摘局部义齿（尤其是初戴义齿）还可能出现余留牙或黏膜疼痛、义齿松动、摘戴困难、咬颊（舌）、嵌塞食物、咀嚼功能差（咬不烂食物）、发音不清、恶心、唾液增多、咀嚼肌和颞下颌关节不适，以及外观不满意等问题。如果有感觉不适等问题，或义齿损坏，应及时到医院由口腔科医生进行检查、调改或修理。患者不要自己修改义齿。

32. 什么是覆盖义齿？有哪些优缺点？

覆盖义齿是指义齿的基托覆盖并支持在牙根或牙冠上的一种全口义齿或可摘局部义齿（从广义上说，种植覆盖义齿也包含在内）。覆盖义齿是用于修复牙列缺损的一种活动义齿，尤其适用于余留牙少，且基牙牙周条件较差，不能直接作为可摘局部义齿基牙使用时，其基托覆盖在已经治疗的牙根与牙冠上并获得支持。

覆盖义齿的优点如下：

（1）免除拔牙痛苦，缩短了治疗时间，提高了患者的心理接受度。

（2）修复效果理想，表现为义齿稳定性好，固位力强，咀嚼效率高。由于保留天然牙根用作覆盖义齿基牙，并且可以在基牙上另外安放附着体，义齿的支持和固位力大大提高。

（3）保护口腔软硬组织的健康。保留牙根，不仅使牙根周围的牙槽骨得以保留，也能减缓牙根之间的骨组织吸收，有利于基牙牙周的健康。

（4）具有口腔生理功能。由于用覆盖义齿治疗的患者保留了牙周韧带本体感受器，因此保留了义齿的感觉辨别能力。此外，还能更有效地控制咀嚼吞咽反射中咀嚼循环的范围和类型，提高义齿在恢复咀嚼功能等方面的作用。

（5）解决有组织缺损或畸形的问题。对于除缺牙外同时存在组织缺损或畸形的患者，可用覆盖义齿恢复组织，同时解决功能和美观的问题。

（6）易于修理和调整。

覆盖义齿的缺点如下：

（1）覆盖基牙容易患龋病、牙龈炎或牙周炎。由于基牙被覆盖在义齿基托下，几乎不受口腔自洁作用的影响。另外，食物残渣有时存留在义齿基托下，使细菌易于生长繁殖。如果患者口腔卫生不良，龋病和牙周炎的发病率会升高。

（2）义齿制作困难。由于牙根的存在，牙槽骨吸收减缓，容易产生一些组织倒凹影响覆盖义齿的制作。

（3）费用较高。治疗牙、制作金属顶盖、安放附着体等治疗步骤费时、费钱。

33. 哪些牙或牙根保留对义齿修复更有利？

随着材料学、修复学的发展，合理保留残根、残冠能够大大提高义齿修复后的咀嚼效率，提高患者的生活质量。对于能治疗的残根、残冠要尽量保留，因为保留残根、残冠能够避免牙槽骨过多吸收，而且有利于承载义齿的咬合力，增强义齿的稳定性。一般而言，可保留的残根、残冠应具备如下条件：

（1）牙根不松动。

（2）根周组织无病变或病变可以治愈。

（3）牙根根面应高出牙龈 1~2mm，或牙根根面与龈缘齐平，或牙根断端位于龈下 3.5mm 以内。

（4）牙根的角度正常（相对于该部位）。

总的来说，确定残根的保留或拔除应根据牙根缺损的破坏范围、根尖周组织的健康状况，并结合治疗效果与修复的关系综合考虑。如果残根破坏较大，缺损达牙龈下，根尖周组织病变范围较广泛，治疗效果不佳者，可考虑拔除。如果残根较稳固，根尖周组织无明显病变或病变范围较小，同时对义齿的支持和固定有作用者，应进行根管治疗后保留。对于义齿设计应以维护余留牙根的健康为主要原则，并根据患者牙齿情况选择最适合患者的修复方法。

34. 残根未经治疗能否做覆盖义齿？轻微松动的牙或牙根不拔是否可以修复？

残根未经治疗不能行覆盖义齿修复。一旦形成了残冠、残根，牙齿的髓腔、根管就暴露于口腔的有菌环境之中，细菌可以通过根管到达根尖，形成根尖周炎，使牙齿成为病灶牙，还可以进一步引起全身的其他疾病。残根、残冠继续发展，不断刺激黏膜，口腔黏膜甚至可能恶变，形成口腔癌。而残留的牙根如果能得到及时妥善处理，充分利用，会给患者带来很大的益处。因此，残根一般都需要进行彻底的治疗再进行义齿修复，比如在残根上先做金属盖帽，再做活动覆盖义齿。此时，残根不仅具有保存牙槽嵴的功能，减缓牙槽骨吸收，且有利于咬合力传导，并能防止义齿下沉。未经完善治疗的残根，短期内也许不会出现任何症状，但可能会成为一种慢性病灶，引起疼痛、局部炎症，甚至导致全身性疾病。

轻微松动的牙或牙根可以不拔除,但需要经过彻底的牙体及牙周治疗后再修复。因为义齿会增加咬合负担,这部分多出来的咬合力需要余留的牙或牙根来承担,因此必须保证余牙或牙根有足够的牙周潜力,也就是说牙或牙根只有足够健康才能作为基牙进行义齿修复,否则很容易加重原有的牙体或者牙周疾病。

35. 覆盖义齿的口腔卫生应注意什么?是否需要定期复查?

覆盖义齿戴入后,患者应格外注意保持口腔清洁,仔细洗刷义齿和覆盖基牙。这部分可分为基牙的保健和覆盖义齿的保养两部分:

(1) 基牙的保健:对于戴用覆盖义齿的患者,以普通牙刷清洁牙齿是自我保健的基础。所有有或没有根帽的基牙及其边缘龈各面都要清洁到。所有暴露的根面和牙龈区应用牙间隙刷再刷一遍。牙线用于清洁固位杆的下方和杆与根帽焊在一起的部位。基牙周围开放式义齿基托则可简化基牙的保养过程。

如果不能进行机械性清洁或清洁不充分,可使用化学方法。比如:用氟凝胶涂布暴露的牙根或将其间接地放在基牙上方的义齿中,还可每天使用0.025% 的氟溶液漱口。每日用 0.2% 氯己定溶液含漱,能有效防止牙龈炎。

(2) 覆盖义齿的保养:以普通牙刷或特殊的义齿刷机械清洁覆盖义齿,可同时使用低磨损性的牙膏和非碱性皂。此外,还可辅助使用义齿清洁剂等产品。

对于有口腔细菌感染(如念珠菌感染)者,可通过每日将义齿浸泡在 0.2%氯己定溶液中 10~15 秒进行处理。如果不能充分地机械清洁义齿,义齿应每天泡在氯己定或 0.05% 水杨酸盐溶液中。

戴入覆盖义齿后,患者应每隔 3~6 个月复诊一次,以使医生能够及时检查基牙的健康状况,了解义齿的使用情况,并随时进行处理。定期复查的另一目的是加强对患者的口腔卫生指导、监督。

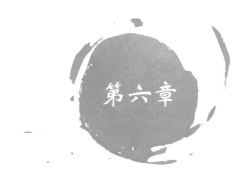

第六章

全口义齿修复

1. 全口牙缺失后口腔内会发生哪些变化？长期不修复有什么不良后果吗？

全口牙缺失后口腔内的变化可以从"软"和"硬"两个方面来说，"软"指的是口腔内的软组织，"硬"指的是口腔内的骨组织。

软组织的改变表现多样，如口腔黏膜变薄变平，敏感易痛，失去原有的光泽。口腔的肌肉失去原有的张力和弹性。舌头也因为失去牙齿的限制而变大，并常常伴有味觉异常。

骨组织的改变主要表现为牙槽嵴的萎缩(图6-1,图6-2)，牙槽嵴是上、下颌骨中包绕支撑牙齿的部分。牙缺失后，牙槽嵴开始萎缩吸收，上下颌骨逐渐失去原有的形状和大小。牙槽嵴的吸收是持续终身的，但是不同患者的牙槽嵴吸收速度不尽相同，这和缺失牙的原因、时间及骨质致密程度有关，也与患者全身健康状态和骨质代谢状况有关。

全口缺牙如果长期不修复会带来很多不良后果：

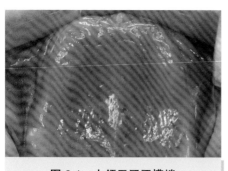

图 6-1 上颌无牙牙槽嵴

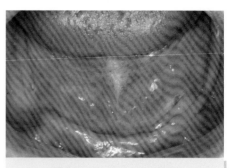

图 6-2 下颌无牙牙槽嵴

（1）影响咀嚼：全口牙齿缺失，人就几乎丧失了全部咀嚼功能，最多就是勉强用牙槽骨来咬东西，当然咬不了硬的东西，软的东西也无法咬烂嚼细，吃东西很痛苦。时间久了，还会引起胃肠功能的改变，影响新陈代谢和全身健康。

（2）影响发音：牙齿在一些发音中起关键性的作用，比如唇齿音需要有牙齿才能发清楚。

（3）影响美观：全口缺牙的人会呈现出衰老面容、满脸皱纹、下巴前伸、嘴唇内陷、口角下垂等特点。

2. 全部牙齿脱落后多长时间去医院修复最适宜？

牙齿与咀嚼、发音、美观都密切相关，如果一个人的牙齿掉光了，当然是希望越早修复越好。这种心情是可以理解的，但是全口义齿修复并不是一件简单的事情，应当把握合适的时机，这个时机主要是由拔牙创口的恢复情况而定的。

大多数初次全口义齿修复的患者，在最后一次拔牙或者最后一颗牙齿脱落时，牙槽骨上对应牙齿的位置会留下"坑"或"窝洞"，那是牙根原来所在的位置，专业术语叫牙槽窝或拔牙窝。正常情况下，牙槽窝内充满红色的血凝块，有助于保护伤口，防止感染，促进伤口愈合。拔牙后 1 天左右的时间，就有新生组织长向血凝块。随着时间的推移,血凝块发生机化,最后形成新生的骨组织,牙槽骨的黏膜也逐渐覆盖整个创口,这就是伤口愈合的全过程。伤口愈合,牙槽骨长平,就是全口义齿修复的合适时机。

伤口愈合的时间却是因人而异的,较年轻的人或者身体健康状况好的人伤口愈合比年长的人或身体健康状况差的人要快,前面小的牙齿的牙槽窝比后面大的牙齿的牙槽窝愈合得快。另外,拔牙时创伤的大小,医生是否做了促进伤口愈合的处理都对伤口愈合时间有影响。那么对于患者而言,应该怎么把握这个时间去镶牙呢?通过长时间的观察和比较发现,在拔牙或牙齿脱落 3 个月后,大多数伤口都会愈合长平,是全口义齿修复的合适时机。对于少数伤口愈合确实缓慢的患者,则应当在医生的帮助下选择合适的镶牙时机。

3. 全口牙缺失后为什么牙槽骨有时会出现骨尖、骨突?应如何处理?

很多全口牙缺失的患者在就医时会遇到这样的问题,虽然已经遵照医嘱在拔牙后等待了足够久的时间,但是在准备全口义齿修复时,却被告知还需要做牙槽嵴的骨突、骨尖修整手术,术后还要再等一段时间。骨尖和骨突是牙槽嵴上突起的骨组织(图 6-3),一般摸起来表面尖锐的称为骨尖,而表面较大而圆钝的称为骨突。骨尖和骨突的出现多与牙槽骨本身的形态和拔牙或牙齿脱落后牙槽嵴的不均匀吸收萎缩有关。通俗来讲,一是和个体差异有关,有些人容易有骨突;二是和拔牙或牙齿脱落后的处理有关。对于拔牙而言,创口的大小和是否复位处理都会影响骨尖和骨突的形成。

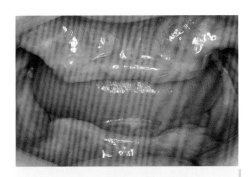

图 6-3 牙槽嵴的骨尖和骨突

对于牙列缺失患者,如果出现了骨尖和骨突该如何处理呢? 首先要由专业的医生进行检查和判断,确定是否有骨尖和骨突,再决定是否需要处理。对于明显影响义齿修复的骨尖和骨突,可以采用牙槽嵴修整术去除。该手术需要口腔科医生在类似于拔牙的局部麻醉条件下,切开牙槽嵴黏膜,暴露骨尖和骨突,用器械磨除,检查确定达到修复的要求后再进行黏膜复位缝合,等待几周后就可以进行义齿修复。需要强调的是,去除骨尖和骨突,应尽量保留牙槽嵴的骨密质,这对于保持牙槽嵴的支撑力和延缓牙槽嵴吸收都有帮助。

对于不适合或者不接受手术去除骨尖、骨突的患者,也可以推荐采用自我按摩的方式帮助消除骨尖和骨突。患者每天在口内直接或者在口外间接按摩骨尖和骨突的部位,坚持一定时间后,也可能达到缩小或消除骨尖骨突的效果,不过这种方法时间久、见效慢,一般不首选推荐。

4. 全口义齿修复前一般需要哪些准备?

全口义齿修复在各类义齿修复中是技术难度较大、费时较长的修复方式。所以,从一开始就应该认真对待,准备工作必不可少。

对于患者而言,应该对义齿修复有一个大致的诉求,如期望义齿能达到的效果,比如美观和功能。有条件的话,还可以对于义齿修复的种类、过程和价格进行一定的了解,就诊前还应当准备和携带以往口腔科治疗和全身性疾病的治疗资料等,同时保持积极乐观的态度,配合医生,共同完成全口义齿修复。

部分患者因为口腔内软硬组织可能对义齿修复带来不利影响,还需要接受修复前的外科处理,例如去除牙槽嵴上的骨尖和骨突,修整上颌结节,唇、颊沟加深,唇、颊系带成形,去除增生的黏膜组织和处理松软牙槽嵴等。

最后,还要注意的一点是,除了普通的全口义齿修复,近年来种植全口义齿也成为越来越多患者的选择,患者应在医生的指导下根据自身条件选择适合自己的修复方式。

5. 全口义齿能戴得住吗？它是依靠什么来固位的？

固位，也就是全口义齿戴得住，戴得牢。影响全口义齿固位的因素很多，一般认为全口义齿是靠大气负压和吸附力固位的。全口义齿的基托与其所覆盖的牙槽嵴黏膜紧密贴合，二者之间形成大气负压。基托与黏膜之间的唾液存在表面张力，这三者之间存在吸附力。大气负压、表面张力和吸附力共同作用构成了全口义齿的固位力。这就像将两块湿水的玻璃板重叠在一起，玻璃板与水之间形成的大气负压、吸附力，使两块玻璃板紧密贴合而难以分开是一样的道理。大气负压、吸附力与两块玻璃板的面积成正比关系。同理，高而宽的牙槽嵴面积大，形成的大气负压、吸附力也大，义齿的固位效果好；相反，低而平的牙槽嵴面积小，形成的大气负压、吸附力也小，义齿的固位较差。

全口义齿在口内行使功能的过程中，必然受到周围唇、颊、舌肌的影响，如果义齿基托的形态、人工牙的位置合适，再加上患者的练习与逐渐适应，可以学会用肌肉来控制义齿的位置，增加义齿的固位效果。同时，还可以采用种植体增加义齿的固位。在上、下颌牙槽嵴分别植入 2~4 个种植体，利用上部结构的球帽、磁力或杆卡的固位，将极大增加全口义齿的固位。

6. 全口牙缺失伴口腔黏膜病，能进行全口义齿修复吗？

全口牙缺失的患者可能同时伴有口腔黏膜的病变。这些黏膜的病变一部分与患者戴用的旧义齿有关，主要表现为黏膜破溃、黏膜炎症性增生和口腔黏膜感染；另一部分是与旧义齿无关的口腔黏膜疾病。

（1）与旧义齿有关的口腔黏膜病

1）口腔黏膜溃疡：一些戴用旧全口义齿不合适的患者，常常由于旧义齿的基托边缘造成黏膜的擦伤而形成口腔黏膜溃疡。一般而言,局部较小的创口不影响全口义齿的重新修复;面积大而深的溃疡,应对旧义齿进行调改或停用旧义齿,待创口愈合后再行全口义齿修复。

2) 口腔黏膜炎症性增生:多发生在上颌,呈皱褶状,在裂口的底部有溃疡,称为缝龈瘤。这是由于牙槽骨的吸收使旧义齿基托与牙槽骨之间不贴合,或因义齿固位不好,有前后向移动,特别是在上下颌牙咬紧时,上颌全口义齿向前推动所造成的长期慢性刺激形成组织炎性增生所致。这种情况下,患者应该停用义齿,待口腔组织恢复正常后,再重新修复。如增生的组织不能消退,必须采取手术切除,待伤口愈合后再重新修复。

3) 口腔黏膜感染:一般来说,在口腔内放置义齿会使口腔环境产生较大的改变,而这种环境改变可能对口腔组织的完整性产生不利的结果。由于旧义齿的刺激,义齿上微生物斑块的堆积,都会造成黏膜的反应。长期戴用的旧义齿造成的上腭黏膜病理反应称为义齿性口炎(图 6-4),常表现为点状出血,红斑,假膜,舌乳头萎缩、光滑或有纵裂。患者自觉口腔干燥、牙槽骨烧灼感,不敢吃刺激性食物。这时,患者需停用义齿,到医院就诊积极治疗,待义齿性口炎治愈后,再行全口义齿修复。

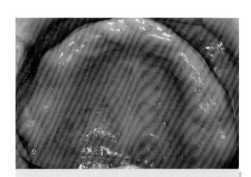

图 6-4　腭部黏膜点状红斑(义齿性口炎)

(2) 与旧义齿无关的口腔黏膜病:对于与旧义齿无关的口腔黏膜疾病,应及时到口腔黏膜科就诊。常见的由于口腔唾液分泌减少而造成的口干,患者口腔常常有烧灼感、口腔黏膜不适等问题。由于口腔唾液少,会造成全口义齿修复体固位不好,影响全口义齿的修复效果。另外,还有病因不明、全身免疫性疾病造成的口腔黏膜病变,应及时到口腔黏膜科明确诊断、积极治疗,待黏膜恢复健康或病情控制后,再进行全口义齿修复。

7. 口内只剩下几颗牙了，可以全部拔掉后行全口义齿修复吗？

口内只剩少数几颗牙齿存留,这时治疗方案的选择以及余留牙是否保留要结合临床检查及X线检查综合考虑。如果余留牙出现松动明显、过分伸长、扭转、移位、缺损及龋坏范围较大,根尖周炎症较重,口腔卫生状况差或全身性疾病无法自行维护口腔卫生等预后不佳的情况,为今后修复体的使用效果及长远疗效考虑,应首选拔除后进行全口义齿修复。

如果患者口内余留牙未出现上述拔牙指征,可根据实际情况结合患者意愿对余留牙加以利用。余留牙的利用方案如下:

(1) 可摘局部义齿基牙:个别牙牙周及牙体状况良好,无伸长或伸长不明显,其在牙弓中的位置恰当,可选作可摘局部义齿基牙。上下颌均有余留牙,并且余留牙间保留了原始的适宜咬合,可在余留牙牙体及牙周疾病得到控制后,将其作为可摘局部义齿基牙。

(2) 保留牙根用作覆盖义齿基牙:保留牙根不仅使牙根周围的牙槽骨得以保留,牙根之间的骨组织也能减缓吸收。保留的牙根可以使义齿更稳固,增强义齿的咀嚼效率。由于保留了牙根,义齿不仅可以区别咬合力大小和方向,也具有了判断食物大小、厚薄等的能力。此外,保留部分余留牙,对患者心理也是很大的安慰。

可以被保留作为覆盖义齿基牙的余留牙是:①口腔内至少得有1~2颗可保留的牙,这些牙的位置对义齿的支持、固位和稳定有益处;②口腔卫生状况良好,或通过口腔卫生宣教和练习能达到良好的口腔卫生状况,从而能延缓或防止覆盖基牙发生龋病或出现牙周症状;③基牙在保留前已完成了所有的牙体牙髓及牙周治疗并获得了肯定的预后;④上下颌间有足够的修复空间;⑤患者可承受为保留一颗基牙所花费的时间和经济负担。

对那些只有很少几颗牙存留的患者,往往很难自己判断及决定保留还是拔除,应及时到专业口腔医疗机构检查并确定最终治疗方案。

8. 为什么有的人全口义齿效果很好,有的却不尽如人意?

全口义齿修复作为口腔治疗方案的一种,其效果具有鲜明的个体化差异。不同患者的口腔条件、心理预期和全身状况各异,修复效果也不尽相同,主要体现在以下几个方面:

(1) 口腔条件:由于老年无牙颌患者的牙槽嵴不断吸收、萎缩,牙槽嵴变矮、变窄,导致全口义齿固位下降,尤其是下颌义齿,从而影响了全口义齿的修复效果。此外,老年人随着年龄的增长,口腔组织会出现增龄性退变,如黏膜萎缩、弹性降低,唾液腺萎缩、分泌量减少,神经肌肉功能协调性下降,黏膜痛阈也随之降低,这就造成了不利于适应全口义齿的内环境。因而,临床上重度牙槽嵴吸收的无牙颌患者,常规法修复全口义齿易产生固位不良、反复压痛等现象,导致修复失败。对条件较差的患者,比如牙槽嵴低平、黏膜较薄、颌骨水平位置关系失衡、唾液量较少和黏稠度不够等,要事先沟通好,征得患者的同意,并告知其预期效果,取得患者的理解。对初次戴牙者,要认真做好义齿使用指导,定期回访,及时维护,克服困难,增进信心,顺利度过义齿磨合期。

(2) 心理预期:老年人个体差异较大,部分患者存有"恋旧"情结,尽管旧义齿严重磨耗,但由于使用习惯和空间位置感适合,虽然做了新义齿,但仍然舍不得丢掉旧义齿。由于新义齿需要一个适应期,许多患者初戴时,新旧义齿交替使用,不利于尽快适应新义齿。首次修复全口义齿的患者,对义齿没有感性认识,往往存在既担心又憧憬的矛盾心里。制作全口义齿前,适当调节自己的期望值,有利于更好地接受义齿。

(3) 饮食习惯:由于全口义齿主要依靠大气负压和吸附力来固位,任何容易破坏全口义齿密封性的咬合动作都不提倡,比如直接用前牙啃咬食物。另外,过硬的或者黏度大的食物也容易造成义齿脱位。

(4) 医生和技师的经验也是影响义齿固位和稳定的重要因素。患者应该到正规的口腔医院,选择经验丰富的诊疗团队。

9. 全口义齿包括哪几部分? 有哪些材料?

全口义齿的主要组成部分包括人工牙和基托。

(1) 人工牙:人工牙的材料主要是树脂,特殊情况下还有瓷或金属材料。

树脂牙的优点是与基托材料结合性好、质轻、易于调改。缺点是耐磨性较差,随着使用时间的延长易出现咬合距离降低。近年来,纳米树脂应用于树脂牙,制作出塑钢牙,增强了耐磨性能,因而被广泛使用。

瓷牙具有美观性好、不易着色、耐磨性较高、维持咬合稳定的时间较长的优点,但有质脆易崩瓷,不易与基托结合等问题。

(2) 基托:基托的作用是连接人工牙,恢复缺损软硬组织,并使义齿分别固位于上下无牙颌。临床上常用的材料有普通树脂、注塑、钴铬合金、纯钛等(图 6-5)。树脂类的材料重量轻,吸附力好,边缘圆钝,和黏膜转折处结合好,但是受到较大的咀嚼力量容易折断,易摔坏。其中注塑是在加压状态下制作的,较普通树脂韧性、抗折性和密合性更好。

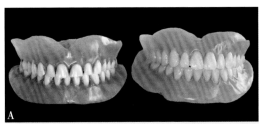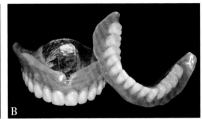

图 6-5　全口义齿
A. 树脂基托全口义齿　B. 金属基托全口义齿

金属类基托不容易折断,能承受较大咀嚼力,且较薄,配戴时较树脂类更舒适。但是,由于金属比树脂重,所以吸附力较差。此外,金属边缘薄,随着牙槽嵴吸收,边缘容易压迫黏膜。纯钛基托的重量较钴铬合金基托大大减轻,很少有人对纯钛过敏,但较易氧化。

10. 全口义齿修复一般需要去几次医院才能完成治疗?

全口义齿修复过程需要非常精确细致的操作,每一步都会影响最终的修复效果。一副满意的义齿,需要患者和医生之间良好的沟通、信任和配合。一般来说,修复过程需要 4 个大步骤,约需就诊 5 次以上。

第一步,印模(图 6-6)。全口义齿修复的固位、稳定、支持效果,首先取决于印模的质量,准确的印模需要复制口腔内大部分的形态和适当的边缘范围。印模有很多种方法,除了医生的习惯,还要依据患者的不同情况来选择。目前临床上一般采用二次印模法。因为无牙颌的牙槽骨吸收程度不同,导致形态各不相同,而成品托盘形状比较单一,并不适合所有口腔情况,所以医生需要先制作与患者口内相符的个别托盘,再使用个别托盘制取最终的印模。因此,这个过程一般需要就诊 2 次。

第二步,确定咬合关系。无牙颌患者缺失了上下颌天然牙列的接触关系,继而缺少了上下颌之间准确的距离和位置判断。医生需要确定并记录患者下颌相对于上颌恰当的位置关系,从而排列出合适的人工牙。

第三步,试戴(图 6-7)。全口义齿在最终完成之前,需要在患者口内试戴,这个时候义齿的基托部分为蜡。如果试戴时发现问题,或者患者对牙齿的外

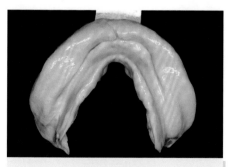

图 6-6　印模

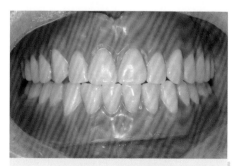

图 6-7　蜡牙试戴

形有意见,都可以及时修改。

第四步,初戴。全口义齿完成后,根据患者口内情况,医生会进行检查和调磨,并给予患者使用指导。

第五步,复诊。义齿在使用一段时间后,可能会出现一些问题或症状,患者应定期复诊,以便及时处理。

11. 全口义齿为什么要试戴蜡型?

全口义齿的试戴是义齿制作的一个重要环节,技师将人工牙用蜡排列在临时基托上(图 6-8),再由医生放入患者口内进行试戴。因为义齿还处在蜡型阶段,若在试戴过程中发现问题,可即时修改或返工,以免义齿最终完成时才发现问题而无法修改,造成全口义齿制作失败。

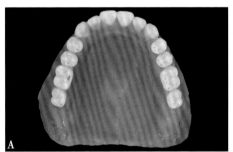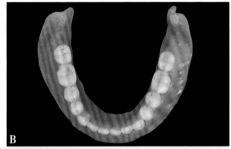

图 6-8　试排蜡牙
A.上颌　B.下颌

(1)直观感受义齿外形(图 6-9):义齿戴入后的第一印象非常重要,通过全口义齿蜡型的试戴,观察戴入义齿后,患者的面形是否自然和谐。另一方面,还要检查前牙的形状、位置、排列,以及前牙与上下唇的位置关系,对于可以修改的细节进行适当调整。

(2)检查颌位关系及人工牙的排列:前牙关系着全口义齿的美观,后牙位置排列是否适当则影响整个义齿的咀嚼功能。试戴义齿时,医生需检查后牙排列的位置,人工牙是不是排列在牙槽嵴顶上,下颌后牙有没有偏向舌侧而干扰舌运动。并且,在患者咬合动作的配合下,通过面部观察、发音、颞肌动度等指征再次验证之前确定的颌位关系是否准确。当制作有误时,试戴过程中会出现下颌向后、偏斜或前牙咬不上的现

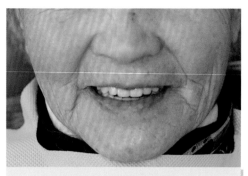

图 6-9 观察面部外形

象。若仅有小范围的误差,适当调改相关的个别树脂牙即可;若误差范围较大,必须返工重新排列。

(3)检查基托:检查基托外形是否影响唇、颊、舌肌的运动,基托边缘是否合适。边缘过长或过短都会影响义齿固位,过长的部位压迫软组织易引起疼痛,而且还受唇颊舌运动的影响,不利于义齿固位;边缘过短也会影响固位。此外,还要特别注意唇、颊系带处,观察基托边缘是否已将这些部位避开。

对于试戴中发现的问题,如果是颌位关系的问题,需返回技工室重新调改后再试戴;如果是人工牙排列和基托形态的问题,可直接在义齿蜡型上修改。

12. 全口义齿下颌比上颌容易松脱是什么原因?

全口义齿修复后,多数患者都反映下半口义齿的使用效果比上半口差很多,更容易松脱,这可能包括患者缺牙区自身牙槽骨条件、舌运动及医技水平等几方面因素。

(1)自身条件:由于没有牙齿,牙槽嵴缺乏生理性刺激,从而造成骨的不断吸收,逐渐失去原有的形状和大小。其吸收程度与缺牙原因、时间以及本身骨质的致密度、全身健康状况等有密切关系。牙槽骨的吸收是沿牙根方向进

行的,骨板薄而疏松的一侧吸收快而多,造成上颌向上向内吸收,上颌弓就越向上向内变小,而下颌向外向下吸收,下颌弓就越变越大。牙槽骨高度降低明显,并且主要承受咬合力的部分牙槽骨减少较多,尤其是下颌牙槽骨,其严重吸收后形成刃状、低平、窄小的牙槽嵴。同时,系带附着位置过高,义齿基托的覆盖面积往往减小并且影响边缘封闭,这些都是造成下半口义齿效果差的生理性因素。下颌牙槽骨的面积本来就比上颌少,主要承受压力的部位也比上颌少,如果患者下颌牙槽骨条件本来就有缺陷的话,那对义齿效果的影响就会更大。另外,部分患者由于长期缺牙未及时修复,经常使用上、下牙槽嵴相互咬合来咀嚼食物,因而养成下颌前伸的不良咬合习惯,这种习惯也往往给医生制作新义齿带来一定困难和干扰,部分严重者可能就会造成新义齿不能达到咬合平衡,或不容易适应等问题,这些也都是下半口义齿固位稳定效果欠佳的重要因素。

（2）舌运动:上颌弓位于口腔上部,本身不能运动,腭弓高耸且表面积大,使义齿基托的面积也大,边缘的封闭好,利于上颌义齿固位。下颌骨肌肉附着多,咀嚼时下颌骨运动,加上舌的活动,黏膜受压变形使下半口移位,不利于义齿固位。尤其是有些患者舌肥大、松弛,长期失去牙齿和牙槽骨的约束,戴上义齿后会限制舌的活动空间,容易在咀嚼或说话时使下颌义齿脱位。

13. 初戴全口义齿时应该注意哪些问题?

（1）树立足够的信心:全口义齿不同于天然牙,学会使用全口义齿需要较长时间,初戴时常会有异物感、发音不清、吞咽困难、唾液增加等现象。应尽量将义齿戴在口中练习使用,随着配戴时间的延长,这些现象会有不同程度的减退或消失。不同的人适应能力不同,适应时间也有所差别,应建立信心多加练习。

（2）改变不正确的咬合习惯:因为长期缺牙,或长期戴用不合适的旧义齿,可能会造成下颌习惯性前伸或者偏侧咀嚼。应练习先做吞咽动作后再用后牙咀嚼,学会咬在正确的位置上,这样有利于义齿的固位和恢复咀嚼功能。

(3) 进食方法:在刚戴新义齿时,先练习咬合和发音。待适应后,再吃一些软的小块食物,并将小块食物同时放在两侧后牙上,慢慢咀嚼。避免用前牙啃东西。锻炼一段时间后,再逐步吃普通的食物。

(4) 维护口腔卫生:每顿饭后将义齿冲洗干净再配戴,以免食物残渣存积在义齿内,刺激口腔黏膜,影响组织健康。睡觉时应将义齿摘下,浸泡在冷水里,使受力的口腔组织能够得到适当的休息。

(5) 义齿的保护:清洁义齿时使用软毛牙刷轻轻刷洗,或者使用义齿清洁剂,以去除软垢、菌斑等污物。应避免使用硬毛刷和牙膏,大力的摩擦会导致义齿磨损。刷洗时避免掉在地上摔坏。每晚睡前将义齿摘下清洗干净后,浸泡在冷水中(图 6-10),不要使用热水、强碱和强酸,也不要干燥保存,避免变形。

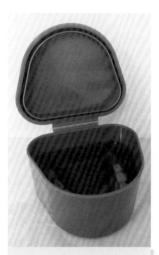

图 6-10 浸泡保护义齿

(6) 复查:戴用初期,由于义齿下沉,黏膜较薄的地方可能出现压痛或破溃,应及时请医生调改,在复查前戴用 4~6 小时,以便医生检查和处理,切忌自行用小刀或砂纸刮磨。随着剩余牙槽骨的不断吸收和义齿的磨耗,义齿戴用一段时间后,口内可能会出现其他问题,为了口腔系统的长期健康,大约每半年应复查一次。

14. 戴全口义齿后多长时间可以吃东西? 能吃哪些食物?

初戴全口义齿,患者常会有异物感、恶心等症状,应采用分步适应的办法,切不要急于吃东西。对于适应性较强或以往有戴用全口义齿经验的患者,可以当时或当日从进食软食开始试用,但不能吃较硬的食物。

第一步,适应义齿阶段。对于从未戴用过全口义齿或者异物感较明显的患者,全口义齿戴用后第一步,也就是刚戴上义齿的 3~5 天为适应义齿阶段。

将义齿戴入口内,感觉不适时迅速取出,如此反复训练,快者 2~3 天,慢者 1 周左右便能取得满意的适应效果。在训练中如果发现由于义齿后缘较长引起恶心、呕吐时,应及时到医院复诊,医生会根据具体情况进行调改。

第二步,适应咀嚼阶段。对于刚戴全口义齿的患者,应尽量先吃软食,如馒头、米饭、面条、豆腐等。吃食物时将其分成小块放入口内用后牙咀嚼,忌用前牙啃咬。因为义齿不同于天然牙,它是靠大气负压和吸附力整体固位在牙槽嵴上的。如果用力不当,义齿边缘的密封性被破坏,义齿便会脱落。待进食软食基本适应后,可在此基础上逐渐进食较硬、脆的食物,如切块的苹果、黄瓜、花生米、肉等。但纤维多、韧性强或硬度大的食物,应当尽量少食用,如风干肉、硬饼、油条等不易咬碎的食物,避免在食用时用力不当或者需要较大咬合力而造成黏膜疼痛,加速牙槽骨的吸收和义齿的磨损,同时也防止义齿基托折裂或人工牙折断脱落。

15. 戴全口义齿后,义齿边缘黏膜经常溃疡,怎么办?

戴全口义齿时,医生会对全口义齿的基托边缘进行仔细的检查,确定有无过度伸展,是否妨碍系带和唇舌的运动,边缘有无压痛,大张口时义齿是否容易脱落。如果基托边缘过长或过锐,确定部位后应适当磨短。对全口义齿初戴较短一段时间后出现黏膜破溃及疼痛的患者,在进行处置前必须明确其出现疼痛的原因。

(1) 局部定位明确的黏膜溃疡(图 6-11):多由于基托边缘过长或过锐造成,某些部位的溃疡还可引发咽喉痛或吞咽时疼痛的症状。对于局部定位明确的黏膜溃疡,通常可通过局部缓冲来解决。医生将相应的面或边缘磨除少许,然后将义齿重新戴入患者口内并给予一定的压力,以检查缓冲是否恰当及足够。如果缓冲不够,可重复以上操作,直至压痛消失或明显减轻。也可用压力指示剂检查组织受压的部位,并予以缓冲。

（2）因义齿不稳定导致的溃疡：对于因咬合不均衡导致的压痛以致溃疡，应对义齿进行适当的选磨调拾，使其咬合均匀平衡。如果因牙齿排列位置不正确、咬合错误导致的反复压痛及溃疡，应重新制作义齿。

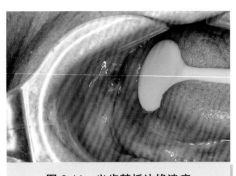

图 6-11　义齿基托边缘溃疡

若患者配戴全口义齿较长一段时间后出现黏膜反复溃疡，应考虑在全口义齿配戴的这段时间内，牙槽骨是否发生了一定程度的吸收，进而出现了义齿下沉的现象，并由此导致了黏膜的反复溃疡。对于牙槽骨吸收较少的患者，可以对义齿进行适当调改，或停用义齿一段时间，待黏膜组织恢复正常后，对义齿进行重新衬垫。如果牙槽骨吸收量过大，义齿下沉过于严重，应重新制作全口义齿。

16. 全口义齿基托折裂或个别牙脱落能否修理？

如果原义齿戴用舒适、咬合良好，可以直接对原义齿进行修理，继续戴用，不但节约时间和费用，也免去制作新义齿可能带来的适应问题。

基托折裂通常分为口外折裂和口内折裂，口外折裂多是因为义齿不慎摔落所致，口内折裂则多是因为咬合力不平衡所致。不论如何折裂，患者应该尽量保证义齿的完整，及时到医院就诊，对于折裂而未完全分离的义齿，不要勉强使用，以免咬合力导致义齿进一步形变，增加修理难度。医生在进行修理时，最重要的就是将义齿基托断端准确复位对合，有时还可能需要进行口内取模。基托修理过程较快，对于配有技工室的医院或者诊所，一般 1~2 天就可完成。对于因咬合力不平衡造成的折断，在义齿修理好后，应当针对病因调咬合或者进行义齿重衬。

个别牙脱落的修理较基托折断的修理难度低一些，目前绝大多数全口义齿都使用塑料牙(树脂牙),修理时要选择与义齿大小、形状、颜色匹配的人工牙,调磨后排列在牙弓上,采用热凝或者自凝基托树脂进行固定。需要注意的是,修理完成后,也要戴入患者口内进行检查,必要时调咬合,避免人工牙再发生脱落。

17. **戴全口义齿吃饭时牙床疼痛怎么办? 咬唇颊部肌肉或咬舌怎么办?**

牙床疼痛是很多患者戴用全口义齿后会出现的情况,造成疼痛的常见原因主要有以下几类:

(1)局部组织面问题:义齿组织面下的骨尖、骨突、上下颌隆突、一些组织倒凹,还有一些较薄的黏膜都是容易出现疼痛的部位,需要经医生检查确定后进行调磨缓冲。

(2)基托边缘:基托边缘过长或者过锐容易造成对应部位的疼痛,一般只要将较长的边缘磨短或者过锐的边缘磨圆钝就可以减轻和消除症状。

(3)咬合不平衡:咬合不平衡在造成牙床疼痛的同时常伴有牙床出现大面积红色刺激区域,需要医生进行选磨调咬合,去除咬合问题才能消除疼痛。

(4)义齿不稳定:义齿在戴用时不稳定很容易造成黏膜溃破和压痛,而义齿不稳定多是咬合关系不正确和人工牙排列不正确引起的,需要医生准确调咬合或者重新制作义齿。

(5)咬合垂直距离过高:垂直距离过高引起的牙床疼痛常常是上下颌大面积疼痛,且伴有面颊肌肉酸痛、疲劳。如果诊断明确,需要降低咬合距离或者重新制作义齿。

全口义齿咬唇颊部肌肉或者咬舌也是常见的临床问题。在义齿戴入初期,因为之前患者面颊内陷和舌变大造成的咬颊和咬舌常常可以自行改善,不需要处理。如果义齿戴用一段时间依然有咬颊咬舌的问题则要检查义齿排牙的问题,最常见的问题是上下颌牙齿覆盖过小,需要进行修改才能解决。有时上下颌义齿的基托距离过近也会造成咬颊,同样需要调改基托,增加基托间的间隙。

18. 为什么戴全口义齿后会出现口齿不清?

人说话的基本原理是通过控制咽喉部的气流强弱、声带振动而发出声音。口腔作为发音器官的一个重要组成部分,起共鸣和调音作用。口腔和其他声腔器官发音时的协调作用,是良好发音的前提。口齿不清可以说是全口义齿患者戴牙后一定会面临的问题。为什么会出现口齿不清的情况呢?

(1) 戴入义齿后,舌的活动空间缩小。患者病情发展到全口牙列缺失的过程中,由于缺牙空间逐渐增加,舌体也会有一定程度的增大,导致戴入义齿后,舌的活动范围受限因而不适感更加明显,常可出现暂时性的发音障碍。

(2) 上颌腭部的解剖部位影响发音。戴入上颌基托会导致开口度减小,舌位不自主前移,导致挤压上颌空间,从而影响发音。

(3) 刚戴全口义齿时,义齿稳定性与天然牙相比有较大差别,义齿固位不佳,也会导致发音空间不稳定而影响发音。

(4) 义齿基托过厚、过大,或者义齿排列位置太偏向舌侧,也会挤压口腔本体空间,导致发音空间变小,不利于发出清晰的语音。临床常见的发音不清是舌面音发音不清和出现哨音,多是由于口腔发音空间受到限制所致。

一般情况下,全口义齿初戴时,患者容易出现口齿不清常与义齿排列、义齿基托形态等因素有关,应及时跟主诊医生沟通,进行调改。排除义齿的制作问题,大部分情况下依靠患者自己逐渐适应、调整、锻炼,并有意识地练习发不清的音,多数能够很快恢复正常的发音。想要获得一副稳固贴合的全口义齿,最好到正规的口腔医院,寻求有经验的专科医生帮助。

19. 戴全口义齿后感觉整个上腭红肿、疼痛是什么原因？该怎么办？

戴用全口义齿一段时间后,会因为不同的原因导致各种问题和症状,如不及时解决而坚持戴义齿会进一步加重口腔组织的损伤。

短期:多由于义齿基托与口腔黏膜组织面之间接触太紧导致缓冲空隙不足。义齿在使用的时候,咬合力首先作用于义齿,再通过义齿传导到口腔承托区的软组织(图 6-12),软组织受力过大则会造成组织压伤。

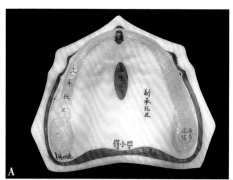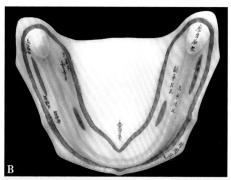

图 6-12　无牙𬌗患者的主要受力区
A. 上颌　B. 下颌

长期:义齿基托下黏膜局部或者弥漫性的红肿疼痛,黏膜呈猩红色,或点状出血,常合并口角炎和舌炎,多与口腔卫生不良、夜间配戴义齿以及黏膜创伤有关,且容易增加白色念珠菌的感染概率而造成义齿性口炎。

解决方式:及时就医,修改不合适的义齿,并养成良好的口腔卫生习惯。若发生义齿性口炎要停戴义齿,义齿要浸泡在 2.5% 碳酸氢钠溶液中,同时口服维生素 B,口含制霉菌素治疗。

20. 戴全口义齿后口内有灼烧感或肿胀是什么原因?

可能有三方面的原因:

(1) 口腔是人体微生物定植生存的重要生态区,口腔微生物不仅有细菌,还有真菌、病毒、螺旋体等。正常情况下,口腔微生物群落之间、微生物与宿主之间密切且复杂的相互作用维持着宿主健康,口腔黏膜也处于一个相对平衡的微生态环境中。当牙列缺失时,这种生态平衡被打破,引发不适。基托材料改变了口腔微生态环境,当出现黏膜灼烧感或肿胀时要减少义齿配戴时间,加强口腔黏膜和义齿基托的清洁维护,多数情况都能好转。

(2) 戴入全口义齿后,黏膜与义齿的基托材料接触,当出现金属材料或树脂材料过敏时,要及时就诊,更换基托材料。

(3) 患者自身有黏膜疾病,如扁平苔藓、白斑等,戴用全口义齿会加重黏膜不适,要及时就诊治疗。

患者如有黏膜疾病如扁平苔藓(图6-13A)、白斑、天疱疮等,戴用义齿后会加重不适。还有患者戴用义齿后,由于打破了口腔微环境的平衡,导致口腔致病菌如白色念珠菌大量增殖发生念珠菌性口炎等。另有部分患者对义齿材料如金属或树脂过敏,戴牙后会出现口腔大面积红肿(图6-13B)。

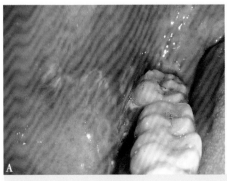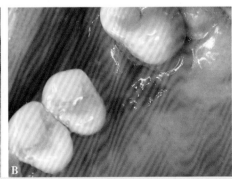

图 6-13 口腔黏膜疾病
A. 扁平苔藓　B. 红肿

21. 全口义齿一般可以用几年？什么时候需要重做？

　　全口义齿的大部分材料是树脂,有一定的使用寿命,长期咀嚼食物使义齿不断磨耗,造成咀嚼效率低下。随着年龄增长,牙槽骨(俗称牙床)也在不断变化萎缩,口腔内牙龈等软组织也会有相应的变化。时间长了,全口义齿基托与口腔内牙槽骨不贴合,容易松动脱落,致使义齿与牙槽骨的接触密合度降低,配戴时会出现松动、不稳定的情况,最常见的是说话或者吃东西时义齿脱落。全口义齿的平均使用寿命是 5 年左右。全口义齿能用多久根据患者的个体差异有一定的区别,每个人的口腔条件及使用方法不同,全口义齿的使用寿命也不尽相同,定期复诊、及时进行相应处理是必需的。

　　义齿使用时间长了,牙槽骨会吸收,出现不适应及时复诊。医生检查后根据口腔情况,才能决定是否有必要进行重衬处理,重衬之后可以继续使用一段时间。如果衬了之后还是不合适的话,就只能考虑更换义齿。义齿的人工牙部分磨损严重的话,则必须考虑更换义齿。如果患有高血压、心脏病、糖尿病等慢性疾病,更应及时去医院复诊。因为这些慢性疾病往往会使口腔环境发生变化,导致正在使用的全口义齿无法适应,应及时更换新的全口义齿。如果长期服用某些药物或者需要持续做某些治疗,比如口服激素类药物、放疗、化疗等治疗,一定要及时更换新的全口义齿。因为长期服用某些药物容易引起牙槽骨变化,甚至软组织增生。放疗患者更需要随时更换全口义齿,这是因为放疗极易加重口腔软硬组织破溃,使伤口难以愈合,所以更需要及时更换合适的全口义齿。

22. 牙槽骨很低了还能做全口义齿吗？有没有可以改善固位的方法？

　　全口牙缺失的患者在进行普通全口义齿修复时,义齿的效果与患者口内牙槽骨的高度密切相关。牙槽骨丰满、吸收少，有利于全口义齿固位；而牙槽骨低平，则不利于全口义齿固位和稳定。

造成牙槽骨低平的原因较多，例如，牙周病造成的天然牙缺失，患牙缺失后长期未进行修复造成牙槽骨废用性萎缩，全身状况差、营养不良、骨质疏松的患者牙槽骨吸收快。长期戴用不合适的全口义齿会造成牙槽骨受力不均匀而严重吸收（图6-14），使普通全口义齿修复难度增加。

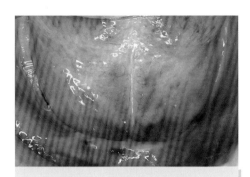

图 6-14 牙槽嵴严重吸收

对牙槽骨低平的全口牙缺失患者，目前常采用改良咬合的普通全口义齿和种植覆盖全口义齿的修复方法。

（1）改良咬合的普通全口义齿修复：全口义齿人工牙的排列一般为牙齿的功能尖与对颌牙窝接触，但是对于牙槽骨低平、牙槽嵴吸收严重的患者，在全口义齿排牙时常常选择改良咬合的排列设计，包括舌侧集中𬌗、长正中𬌗、线性𬌗等。改良人工牙咬合设计的目的是尽可能减少全口义齿在咀嚼受力时产生对义齿的侧向力，尽可能增大颊舌向义齿运动的宽容度，使义齿在侧向运动时尽可能少产生斜面间的接触，每次咬合的全部牙尖尽快接触到窝底产生垂直向力。这样可以最大限度地发挥低平牙槽骨的承载能力。

（2）种植覆盖全口义齿修复（图6-15）：随着种植技术的完善和广泛应用，在无牙颌的牙槽骨植入种植体利用其支持固位，可以从根本上摆脱全口义齿易脱落的问题。通常情况下，在低平的牙槽骨种植2~4颗种植体，一般下颌2颗，上颌根据情况2~4颗，通过种植体外接固位的装置增加全口义齿的固位。

种植覆盖全口义齿价格较贵，制作过程较复杂，义齿戴用后需要定期复查，检查义齿的稳定性，必要时调改义齿。另外，患者需要更加注重维护口腔卫生，避免种植体周围组织炎症发生。

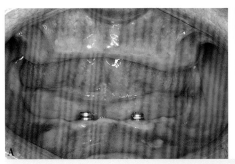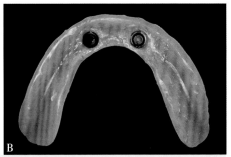

图 6-15　种植覆盖全口义齿
A. 口腔内基台　　B. 义齿组织面固位装置

对于能否选择种植覆盖全口义齿的设计方案,一方面需要患者充分知情,了解种植覆盖义齿的费用、后期维护事项等;另一方面需要充分考虑患者的年龄及全身状况能否经受种植义齿手术及反复多次就诊。

23. 全口义齿戴了一段时间后,比开始戴时松了很多,原因是什么? 需要修理还是重做?

全口义齿靠义齿基托与黏膜紧密贴合及边缘封闭产生吸附力,并在大气负压的作用下达到固位效果。固位效果与牙槽嵴情况息息相关。一般来说,牙槽嵴高而宽大,腭盖高拱,基托和黏膜之间接触面积较大,固位力和侧向固位力往往较好。

全口义齿戴用一段时间后,牙槽骨的剩余量往往也有所变化。一般来说拔牙后 3 个月之内牙槽骨吸收比较快,3 个月以后,牙槽骨仍会吸收,但吸收速度很慢,很平稳。长期戴用义齿后,伴随着牙槽骨的微小而恒定的吸收,义齿基托与口腔组织面之间的贴合程度就会越来越差,特别是由于不密合导致的义齿稳定性差,又会造成义齿基托和牙槽骨局部受力变大和不稳定,从而加剧局部牙槽骨吸收,导致义齿和组织面之间不密合。另外,由于全口义齿制作材料是特殊的树脂,在口腔复杂的环境中,长期冷热变化和各种化学反应也会导致材料的老化变形,使义齿越戴越松,严重时甚至一张嘴说话就会掉下来。一般全口义齿使用5年左右需复诊检查是否需更换,具体使用年限根据个人使用情况而有所不同。

如果患者旧义齿固位力或稳定性变差,已影响正常使用,一般情况下需要取模重做。如果是因为组织吸收导致松动,患者对义齿整体满意度、接受度较高的,也可先进行调改和全口义齿重衬以暂时维持。

24. 全口牙齿均已脱落,采用种植义齿修复比常规全口义齿更好吗?

总体来说,义齿修复应该在有经验的口腔专科医生评估和指导下,依据自身牙齿缺失的具体情况,选择适合的修复方案。

种植义齿近年来成为越来越多人的首选,被称为"人类的第三副牙齿"。它是将种植体植入颌骨内,获得类似于天然牙固位力的一种修复方式。种植义齿的结构分为三部分:种植体、基台、上部结构(图6-16)。种植体类似于天然牙的牙根,通过位于牙颈部的基台与内外连接体及种植体的上部结构相连。

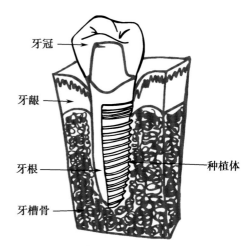

图6-16 种植义齿

相比于传统的全口义齿,种植义齿的优点是:①固定式修复不用每天取戴,使用便捷;②支持、固位和稳定功能较好,咀嚼效率高,使用时不翘动、不滑动;③义齿无基托或基托面积较小,具有良好的舒适度,没有异物感;④坚固耐用,修复材料具有较高的机械强度,有较长的使用期。

并不是所有人都适合种植义齿。以下情况不适合选择种植修复:①全身性疾病，如心脏病、血液系统疾病、高血压、代谢障碍且未能有效控制者；②缺牙区骨量不足或骨密度低，通过外科手术仍不能达到要求者；③缺牙区有颌骨囊肿、骨髓炎及严重的软组织病变者；④口腔卫生状况差或重度牙周病未系统治疗，且不能控制者；⑤不良口腔咬合习惯且未治疗，如夜磨牙、偏侧咀嚼；⑥经济条件不能接受全口种植义齿修复。

　　传统全口义齿修复靠义齿基托与黏膜紧密贴合及边缘封闭产生吸附力，并在大气负压作用下，达到固位。传统全口义齿修复适合大部分全口缺牙患者，受全身因素影响较小。但是其固位能力相对较差，使用时容易脱落，且咀嚼功能的恢复也不如种植义齿，会出现咬合不受力的现象。另外，全口义齿配戴时可能会出现口腔黏膜疼痛不适等问题，需要对义齿进行反复调整。

　　总的来说，全口义齿相对种植义齿受全身身体状况制约较少，经济、时间成本较低，但效果也较全口种植义齿差。在具体选择修复方式的时候，患者应根据自身情况选择合适的修复方式，达到适合自己的修复目的。

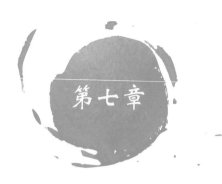

第七章

种 植 修 复

1. 什么是种植牙？与常规义齿相比，种植义齿有哪些优越性？

种植牙是将人工材料制成的种植体植入牙槽骨内来替代天然牙牙根，获取类似牙固位支持的修复体(图 7-1)。近十多年来，种植牙作为一种与天然牙功能、结构以及美观效果十分相似的修复方式，已经成为口腔医学界和患者缺失牙修复的首选。与常规义齿相比，种植牙能基本解决传统义齿修复游离端牙缺失或全口牙缺失的固位问题，较好地恢复咀嚼、美观及发音功能，有效保存天然牙。

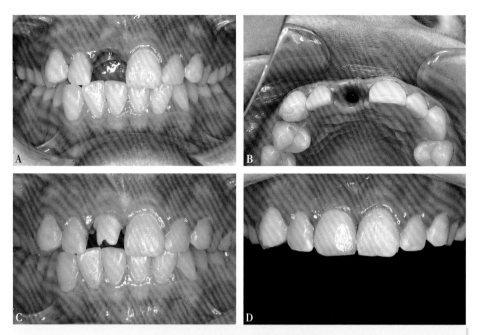

图 7-1 种植牙修复单个缺失牙
A. 11 缺失　B. 11 植入种植体　C. 11 戴入种植体基台　D. 11 修复牙冠后

2. 种植牙适用于哪些患者?

种植牙选择的前提是患者自愿,并能按时复查,全身条件良好,缺牙区软硬组织无严重疾病和不良咬合习惯。在这个前提下,只要缺牙区骨量和骨密度正常,或者通过特殊的外科手术和一些材料能解决骨量不足的问题,都可以考虑种植修复。随着各类口腔植骨技术、植骨材料的应用,种植系统的不断完善,以及影像技术和数字化技术的发展,种植牙的适用范围越来越广。目前,单牙缺失、多牙缺失及无牙颌患者理论上均可接受种植修复治疗。种植修复主要适用于:

(1)游离端缺失不能制作固定义齿。

(2)多牙缺失不愿接受可摘局部义齿。

（3）主观上不愿意接受大量牙体预备进行固定义齿修复。

（4）由于牙槽嵴严重吸收以致过分低平或成刀刃状，舌体过大或者活动度过大，或肌附着过高，全口义齿无法获得足够固位。

（5）牙列缺失或缺损伴颌骨缺损后用常规修复方法无法获得良好固位。

3. 一般缺牙多久做种植牙好？哪些患者不能做种植牙？

通常，缺牙区的牙槽嵴在拔牙或手术后3个月完全愈合，牙槽嵴趋于稳定，这个时间是种植修复的最佳时间。如果牙槽骨内的牙根没有慢性炎症，而且全身条件较好则可以行即刻种植甚至即刻修复，大大缩短了修复过程，尤其是针对前牙缺失，患者对美观的要求较高时。还有一种情况是早期种植。一般来说，在拔牙后4~6周，此时拔牙创内充满新生骨，种植操作简单，拔牙创和种植体可以同期愈合，减少了牙槽骨的吸收。但是，不同患者的牙槽嵴吸收程度不同，不同部位的牙槽嵴吸收程度也不同，这些条件与种植修复的适应证和设计都有关系，具体需要去医院就诊后医生根据具体情况来判断。

以下患者不能做种植修复：

（1）不能忍受手术创伤，不能与医生合作者。

（2）患有全身性疾病并且未得到有效控制者，比如心脏病、血液系统疾病、糖尿病、高血压、肾病、代谢障碍等。

（3）缺牙区有严重的牙周病且未系统治疗的患者。

（4）缺牙区有颌骨囊肿、骨髓炎、鼻窦炎及较严重的软组织病变。

（5）严重错𬌗畸形，有紧咬牙、夜磨牙等不良咬合习惯。

（6）缺牙区骨量严重不足或骨密度较低，即使通过特殊的外科手术和材料仍不能满足种植体植入条件者。

（7）过度嗜好烟酒者、神经及精神疾病患者、妊娠期患者。

4. 做种植牙有无年龄限制？能否多次接受种植牙手术？

并非所有人都可以行种植修复，种植修复有一定的年龄限制，一般为18~70岁。一些年轻人虽然已经成年，但由于生理发育不全，仍然不宜进行种植牙手术。一些老年人年龄超过70岁，甚至八九十岁，如果全身条件和局部条件良好也并非不可以做种植牙，具体需要医生对患者全身状况和牙槽骨进行检查评估来判断。

种植牙手术是一种创伤较小的口腔门诊手术，通常植入一枚种植体的时间约为10~30分钟，术中不会有疼痛感，整体创伤程度同拔牙相似甚至更小。术后患者无需住院，注意事项同拔牙相似，因此患者可以放心接受多次种植手术，不用顾虑。

5. 种植牙一般能使用多久？

国际上定义口腔种植牙手术成功的标准为：种植牙5年正常行使功能，咀嚼效率达90%以上。这些年的临床观察发现，如果维护良好，使用寿命可达相当长的时间。患者首先应该选择专业的口腔医疗机构和医生，能更大程度保证种植设计的科学性、合理性，保证种植体植入的精准性，更大程度减少软硬组织的创伤。其次，应定期复诊，进行后期的维护保养。更重要的是认识到口腔卫生对种植牙健康的重要性，养成良好的口腔习惯可以有效延长种植牙的使用寿命。

6. 种植牙需要经过哪些修复过程？

种植修复的时间和过程取决于种植体的类型以及上部修复体的类型，总的时间最短几个星期，也可以几个月，通常需要3~6个月。如果需要植骨或其他治疗,则需要更长时间。每个患者情况不一样,需要的时间也不一样。

通常种植牙的整体治疗分为以下三个阶段:

(1)术前检查、制订种植方案:对缺牙部位及整个口腔进行系统检查,拍摄 CBCT,评估全身状况,根据具体情况制订种植治疗方案,预约手术时间。

(2)种植手术阶段:在局部麻醉下,通过手术将种植体(人工牙根)植入缺牙区牙槽骨内。若缺牙区牙槽骨骨量不足,需要植入一些人工骨粉材料进行补充。种植体植入以后,需要 3~6 个月的时间使人工牙根与牙槽骨结合在一起。

(3)修复牙冠:待人工牙根与牙槽骨完全结合在一起以后,开始进行种植体的牙冠修复,这一过程大概需要 1 个月的时间。

7. 种植牙手术是否安全?有无痛苦?

种植牙手术属于较简单的口腔小手术,分为一期手术和二期手术两次进行,中间要间隔 3~6 个月的骨愈合期。患者半卧在治疗椅上,采用常规的牙槽外科局部麻醉的方法进行术前麻醉。一期手术是将种植体即人工牙根植入颌骨内。具体方法是在牙槽嵴上做一个切口,然后用种植机及种植手术器械在颌骨上预备种植位点,将种植体植入骨内,然后缝合。手术仅相当于拔除一颗比较复杂的牙齿,而且手术过程中由于有完善的局部麻醉,所以患者不会感觉疼痛。二期手术更为简单,仅需暴露第一次植入的种植体,然后安装愈合基台,同样是在局麻下完成。种植牙手术中的局部麻醉效果良好,患者不会感到疼痛,手术后不需要特殊的护理,只需服用一些抗生素,注意口腔卫生避免感染。术后当天即可食用较软食物,术后 1 周即可拆线。

种植牙手术都是由经过专业训练、经验丰富的医生担任,手术中所用的器材及工具都是专为种植牙手术而特制的,这些都为尽量缩短手术时间、提高手术精度、减小手术危险性提供了必要保障。另外,手术采用的是比较安全可靠的局部麻醉,大大降低了手术的危险性。随着口腔医学数字化的发展。种植术前多采用三维影像诊断定位系统,对患者的种植位点进行精准的术前定位。种植术中根据术前设计进行操作,或在计算机辅助下引导种植方向,可以将种植体精确放置在设计位置,进一步提高了种植牙手术的安全性。

8. 种植修复后能吃较硬的食物吗?

种植牙被称之为人类的"第三副牙齿",虽可以获得与天然牙功能、结构以及美观效果十分相似的修复效果,但它和天然牙还是有本质的区别。

从种植牙的结构上看,它包括下部的支持种植体和上部的牙修复体两部分。种植体部分相当于人工牙根(图 7-2),采用人工材料(如金属、陶瓷等)制成(一般类似牙根形态),经手术方法植入组织内(通常是上下颌骨)并获得

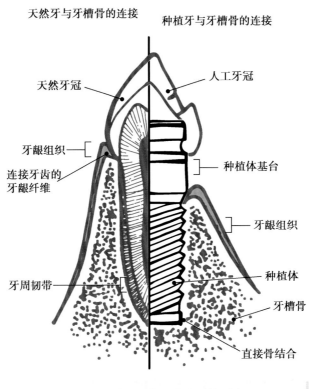

图 7-2　种植牙与天然牙结构对比

骨组织牢固的固位支持,然后通过特殊的装置和方式连接支持上部的牙修复体。

种植牙事实上是分两个阶段完成的。第一阶段是种植体的植入,即人工牙根的骨愈合阶段,这个阶段一般需要 3~6 个月的时间;第二阶段是牙修复阶段,也就是义齿恢复功能阶段。一般这一阶段完成才能正常行使咀嚼功能。相比天然牙,种植牙由于少了牙周膜的保护机制,在咀嚼硬物时需格外小心。

牙周膜是天然牙的牙根和牙槽骨之间的一层软组织,内含韧带、神经、血管以及各种细胞。韧带可以起到缓冲作用。咀嚼食物的时候,牙齿受到咬合力向牙槽骨里面冲击,牙周韧带会"以柔克刚"地化解这种冲击力。种植牙则不同,它的人工牙根一般是纯钛金属或者钛合金的,和牙槽骨是刚性结合,当种植牙受到咬合力冲击的时候,所有冲击力直接传导到牙槽骨上(图 7-3)。牙槽骨受力太大容易出现骨吸收,并发种植体周围炎,吸收到一定程度种植牙就会松动脱落,最终导致种植治疗失败。

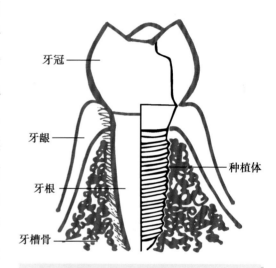

图 7-3　种植牙和天然牙的对比
二者牙龈和牙根的结合紧密程度不同,天然牙有牙周膜,而种植牙没有

牙周膜中除了韧带还有神经组织。它的作用是感知咬合力的大小和方向,如果感觉力量过大,它会以疼痛的方式提示我们及时调整,避免咬合创伤。种植牙就没有这种良性反馈机制,咬得太重不能及时调整,所以比较容易出现种植体及修复体相关的螺丝或基台松动、种植体折断、修复体损坏等机械并发症。因此,使用种植牙的时候,可以正常饮食,但不建议咬太硬的食物。即便如此,对牙齿缺失的人来说,种植牙的外形和受力等各方面仍然最接近天然牙,合理

使用,用心维护,它会是除了乳牙、恒牙之外的"第三副牙齿",陪伴我们终身。

9. 种植修复后为什么要定期复诊?

　　所有的种植牙都要定期复查。和在天然牙牙根上制作的烤瓷牙不同,种植牙的牙根和牙冠都是人工的,缺乏天然牙与骨组织之间的牙周膜组织。牙周膜的主要成分是纤维韧带(图7-4)。它的作用是把牙根和牙根周围的骨头连接起来,当牙齿受到咬合力,往牙根方向陷下去的时候,这些韧带会拉住牙根,使牙根不会直接跟骨头相撞,从而起到缓冲作用。这种缓冲作用既保护了牙齿,也保护了牙齿周围的骨头。另外,牙周膜中除了纤维韧带,还有丰富的神经感受器,当咀嚼力量过大、方向太偏时,天然牙根会感觉到疼痛,通过神经传递到大脑,大脑指挥咀嚼肌舒张以减轻咬合力。但种植牙没有这种反馈保护机制,因为种植牙的人工牙根和骨头是刚性骨结合(图7-3),因此在咀嚼力量过大时没有天然牙的保护性反应,常出现种植体周围局部骨吸收,或者种植体内机械结构松动破坏等问题,定期复查可以早期发现问题,及时处理,避免和终止这种破坏的发生和发展。

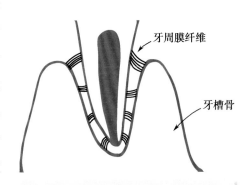

牙周膜纤维

牙槽骨

图7-4　天然牙和牙槽骨之间有牙周膜,牙周膜的主要成分是纤维韧带

　　另一方面,从分子结构上看,天然牙和牙龈以"半桥粒"的方式结合,这种紧密的结合是一道强力防线,能把牙周膜和牙槽骨严密地保护起来,使细菌难以入侵。但种植牙则不然,牙龈和人工牙根的结合疏松,聚集在种植体颈部的细菌如果不能及时清除,很容易突破种植体颈部的牙龈组织,侵犯下面的骨组织,导致种植体周围炎的发生,使感染的牙槽骨发生吸收,吸收到一定程度,种植体就松动脱落了。因此,及时发现、及时处理是预防和治疗种植体周围炎的重要手段。并且，由于种植体结构特殊，种植体周围的维护和天然牙完全不同，需要专门的工具和方法由专业的医生完成。

综上所述，种植牙的术后维护非常重要，需要专业的医生和特殊的器械，按照特定的程序进行定期护理，这是种植牙修复长期成功的重要保证。

10. 种植牙患者怎样进行自我护理？

种植牙成功修复后最容易出现的问题是细菌感染导致种植牙周围牙槽骨吸收、种植牙脱落。不管是天然牙还是种植牙，都有一道屏障抵抗细菌入侵，这层屏障就是牙龈和牙齿 / 种植牙的紧密结合封闭。牙龈和牙齿的结合非常紧密，但牙龈和种植牙的结合相对来说就疏松一些了。所以，种植牙抵抗细菌入侵的能力比天然牙弱一些，更需要小心呵护。

种植修复后的日常护理需要注意几个方面：第一，清洁。这是最重要的。清洁可以使口腔里的细菌，特别是种植体周围的细菌降低到最低水平。第二，避免进食过硬的食物。暴力使用种植牙不但会导致种植体周围骨吸收，还会导致种植牙内部结构的破坏，如固定螺丝松动折断、基台变形、牙冠破裂，甚至是种植体折断。第三，定期到医院复查，请专业人员帮助护理。

日常清洁的具体措施有以下几种：

（1）漱口：吃过饭后应该漱口，这是最简便的维护方式。漱口可以简单迅速地清除多数食物残渣，使细菌没有机会利用这些食物残渣"发展壮大"。但要清除菌斑（细菌的"部落"），漱口的力量显得弱了些，还得靠刷牙。

（2）刷牙：不管是天然牙，还是种植牙，刷牙都是最有效的口腔清洁方法。只是对待种植牙，要更温柔一些，以免破坏牙龈和种植牙结合的部位。刷毛要选择软毛，顶端刷毛要选择磨圆的。刷种植牙的时候，牙齿和牙龈结合的地方用力要轻柔一些。

（3）牙间隙刷：刷牙可以清洁牙齿的内外侧和咬合面，但是牙齿的邻接面没法清洁。牙间隙刷是为了清洁牙刷刷不到的牙齿邻接面的缝隙。由于种植体的颈部结构和天然牙差别较大,一般是圆形的,且直径往往小于天然牙,因此种植体颈部更容易出现三角间隙,牙间隙刷的使用就显得尤为重要(图7-6)。目前常用的牙间隙刷有I形和L形两种,I形适合刷前牙,L形适合刷后牙,前牙也可以用。

(4)纱布条:有时候很多颗种植牙连在一起,后面的部分可能是悬空的,与牙龈空开很多距离,这种情况下牙间隙刷显得太小,可以用纱布条。纱布条不仅有清洁作用,还能帮助抛光。义齿表面越光滑,细菌越不容易附着。

(5)牙线:普通牙线和牙间隙刷一样,可以进出牙缝,清洁牙齿侧面。但种植牙用的牙线(图7-6)更特别一些——两端比较细、稍硬,用来穿通牵引,

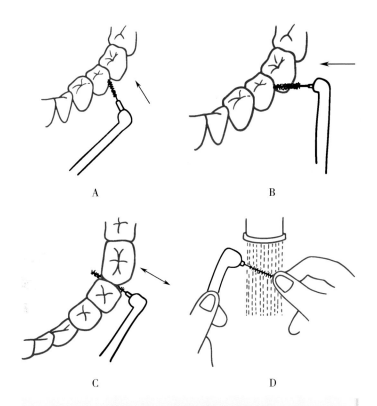

A   B

C   D

图7-5 牙间隙刷的使用方法
A. 将牙间隙刷倾斜紧贴牙龈边缘 B. 将牙间隙刷调至水平位插入牙间隙(从牙的外面或里面插入均可) C. 将牙间隙刷进行2~3次来回往复运动 D. 使用后用水冲洗干净并晾干

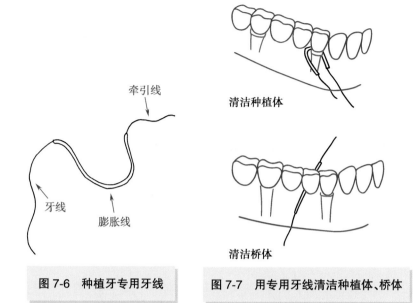

图 7-6　种植牙专用牙线　　图 7-7　用专用牙线清洁种植体、桥体

中间膨大,用来清洁。其用法是从一侧牙缝穿进去,绕过种植体从另一侧牙缝穿出来,来回拉动,将种植牙的牙根周围清洁干净(图 7-7)。

11. 全口牙缺失后能做种植牙吗?

能否做种植牙跟缺牙数量没有直接关系。全口牙缺失的患者通常年龄偏大,首先要检查全身健康状况,包括心脏病、血液系统疾病、糖尿病、高血压、肾病、代谢障碍以及免疫系统疾病等。排除全身性疾病之后,拍片检查种植区有无颌骨囊肿、骨髓炎、鼻窦炎、上颌窦炎等局部问题。全身和局部都没有问题,或者问题属于可控范围,再根据种植区的骨量、骨密度制订具体手术方案。全口牙缺失做种植牙有两种选择,一种是全口固定义齿,另一种是全口覆盖义齿。

全口固定义齿,顾名思义,是固定在口里,平时不需要拿下来。这种方式对患者的全身状况、局部的骨质量以及经济能力要求更高。因为需要植入的种植体多一些,一般至少要 6~10 颗种植体,才能支撑起半口的固定义齿

（All-on-4 设计除外）。这样全口做下来，需要 12~20 颗种植体。但也因为有足够的种植体做支持，不需要基托的协助，所以更接近天然牙的状态，舒适、异物感小、容易适应，且咬合力完全由种植体传递到骨头，咀嚼效率高。

对于牙槽骨吸收过多的患者，全口固定义齿并不适用。因为牙槽骨吸收太多，骨量不足，无法植入这么多种植体。并且，牙槽骨高度降低，即使设法植入了足够数量的种植体，也不得不用牙齿的长度来弥补牙槽骨垂直高度的降低，那么牙齿就得做很长，非常影响美观。

全口覆盖义齿，是活动义齿覆盖在种植体上，种植体起到固定和不同程度的支持作用。一般需要 2~5 颗植体就能支持半口活动义齿（图 7-8，图 7-9）。对于牙槽嵴严重吸收的患者，传统的全口义齿修复最易出现的问题就是固位不良，而种植体能较好地解决这个问题。由于种植体的数量相对较少，义齿上必须有基托协助固定和支持。虽然会有异物感，但是对牙槽骨吸收较多的人来说，能大大改善美观，增加义齿的固位和稳定，从而有效提高义齿的咀嚼效率。

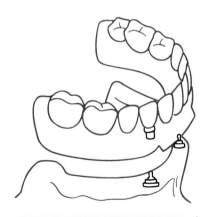

图 7-8　2 颗种植体的全口覆盖义齿，种植体只起固定义齿的作用

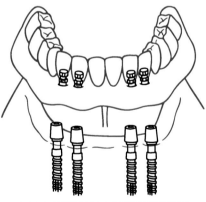

图 7-9　4 颗种植体的种植覆盖义齿，种植体参与承担咬合力

总之，全口失牙的种植修复方案多种多样，必须根据患者的自身条件和需求量身定做。

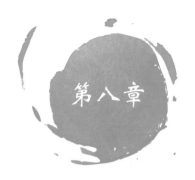

第八章

颌面缺损修复——赝复

造成颌面缺损的病因有哪些?

　　颌面部组织器官的缺损可发生于颌骨、眼眶、鼻、耳等多个组织器官,其病因主要可分为两大类。

　　第一类是先天性缺损,即胎儿出生时即伴有唇裂、腭裂、耳缺失、耳缺损畸形、鼻缺损以及多器官复合缺损等颌面部组织器官缺损。先天性颌面部缺损的病因目前尚未完全明确,根据实验研究及流行病学调查结果,可能为多种因素的影响而非单一因素所致,概括说来,可分为遗传因素及环境因素两个方面。遗传因素以唇裂举例,可发现在其直系亲属或旁系亲属中也有类似的畸形发生。在直系亲属中有唇裂畸形者,其后代唇裂的发生率比亲属中无唇裂者要高。遗传学研究还认为唇裂属于多基因遗传性疾病。环境因素主要指胚胎生长发育的环境,营养缺乏、药物作用、物理或化学刺激、母体患病毒感染性疾病等均可能引起胚胎的发育障碍。在先天性缺损中,唇裂、腭裂、牙槽突裂最为常见,20 世纪末以前约占我国出生人口的 2‰。近年来,随着优生优育的宣传与产前检查的推广,其发生率逐渐降低。

第二类是后天性缺损,发生比例占颌面缺损的 80% 以上,其缺损面积及程度较先天性缺损严重,而且修复难度更大。

(1) 外伤:交通事故、工伤、烧伤、化学烧伤、火器伤均可造成颌骨及鼻、耳、眼的缺损。由外伤引起的颌面部缺损通常面积较大,多为多器官的联合损伤,边缘不整齐,情况较手术切除遗留的创伤更复杂,且修复难度也更大。

(2) 肿瘤切除:颌面部肿瘤切除是最常见的颌面部缺损的病因,颌骨肿瘤、鼻部肿瘤、眶部肿瘤及耳颊部肿瘤的切除都会留下颌面部缺损。

(3) 其他:颌面部肿瘤患者可能因接受放射治疗引起局部组织器官的放射性坏死,也可能因接受化疗引起局部瘤细胞脱落堵塞血管,导致局部组织器官缺血性坏死,最终因坏死组织的切除引起颌面部缺损。严重的牙体、牙周组织感染引起颌骨骨髓炎,如炎症未得到控制也可引起颌骨吸收,进展迅速、破坏严重的话会导致颌骨缺损。

2. 什么是颌面缺损修复? 什么是赝复体?

颌面缺损修复,也叫颌面赝复,是口腔修复学的一个重要组成部分,是应用口腔修复学的原理和方法,以人工材料和器官修复患者难以用自体组织和外科手术方法修复的颌面缺损。赝复体即用于修复颌面部缺损的人工假体。

口腔颌面缺损一部分可以应用颌面外科及整形外科的方法,通过植皮、植骨、皮瓣转移等进行修复,恢复或部分恢复患者的容貌及丧失的功能。由于头面部器官的特殊解剖形态及组织结构,许多口腔及颌面缺损如眼球缺损、眶缺损、颌骨缺损等均难以采用外科方法及自体组织进行修复。在一些情况下,即使可以采用手术修复,但患者的身体状况却不能承受多次手术,因而许多患者的口腔颌面缺损仍需采用人工材料的赝复体进行修复。

赝复体根据缺损部位的不同,可分为颌骨缺损赝复体(图 8-1)和颜面部缺损赝复体两大类。前者重在恢复功能,而后者则重在恢复容貌,或功能及容貌兼顾。

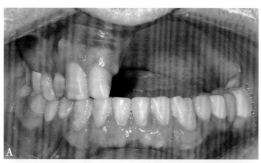
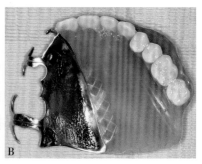
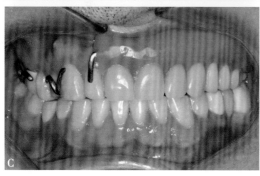

图 8-1　颌骨缺损修复
A.上颌骨缺损　B.上颌赝复体
C.上颌骨缺损修复后

3. 颌面缺损有哪些影响?

颌面部器官具有极其重要的生理功能,如咀嚼、言语、吞咽、吮吸及呼吸等,颌面缺损会导致上述功能的障碍或丧失(图 8-2)。此外,颌面部暴露于外界,是构成人正常面部外形和容貌特征的最重要部分,缺损导致的颌面部外形改变,可能会给患者带来严重的心理损伤。

(1)咀嚼功能:咀嚼功能依赖牙齿、唇颊、舌整个口颌系统的协调动作。颌骨缺损破坏了固有口腔的完整性。口鼻腔有交通时,食物会由交通部进入鼻腔,影响咀嚼功能的完成。唇颊部有洞穿性缺损时,口腔成为开放性结构,食物会流出口外。颌骨的缺损大多都伴有大量牙齿的缺失,因而咀嚼功能的减退就更为明显。

(2)言语功能:颌面部缺损使原有的口鼻腔形态结构及口鼻腔的封闭性发生了改变,改变了语音的共鸣腔形态,会给言语功能带来严重影响。

（3）吞咽功能：吞咽功能完成的基础是口、鼻、腔的封闭和口、咽、喉、颌、面及颈部的神经肌肉系统共同发挥的共济作用。食物经过咀嚼在口内形成食团后，由舌肌收缩将食团向后下方移动，此时软腭及咽部肌肉收缩，封闭口腔与鼻咽腔间的通道，使食物进入食管。如果口

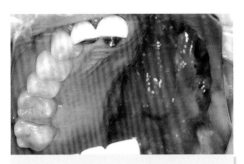

图 8-2　上颌骨缺损导致牙齿缺失及口鼻腔相通

咽腔与鼻咽腔间不能完全封闭，会造成吞咽功能障碍。

（4）吮吸功能：上颌骨、腭部、唇部有缺损时，口腔不能形成一个完全封闭的环境，吸气时，口腔内也就不易产生负压，从而影响了吮吸功能。缺损范围较大者，吮吸功能可能会全部丧失。

（5）呼吸功能：颌面部既是消化道的起端，又是呼吸道的起端，鼻和口腔都参与呼吸功能的完成，颌面缺损会对呼吸功能造成影响。

（6）面部外形：颌面部是人体外貌的第一视觉点，是容貌特征最重要的部分，也是最敏感的部分，该部分的任何变化都会引起人们的注意，这也是颌面缺损患者迫切要求修复缺损的主要原因。颌面缺损可不同程度地破坏面部正常结构和协调关系，导致面部畸形，使患者难以接受。

（7）精神情绪：颌面部缺损可为患者带来上述影响，造成患者严重的生理和心理障碍。特别是面部外形破坏造成的严重畸形，言语功能的基本丧失，咀嚼、吞咽功能的降低，全身健康状况的下降，会使患者悲观失望，对生活、社会、自己都失去信心，自我封闭，拒绝与他人和社会交流，导致精神抑郁。

4. 颌骨缺损如何治疗？

颌骨缺损的修复重建主要包括外科重建和赝复治疗两种方式。颌骨缺损的最佳治疗方案是采用骨移植、皮瓣移植的外科手术方式修复缺损，恢复颌骨

外形,再以种植义齿的方式恢复缺损或缺失牙列,重建咀嚼功能。基于缺损的类型以及缺损的范围,颌骨缺损的外科重建有多种手术方式,包括使用自体复合组织移植、个体化钛网支架三维重建、牵张成骨等。但是,由于患者的全身状况以及缺损区局部条件等各种限制,很多患者无法承受外科手术重建颌骨缺损,只能采取赝复治疗的方式。赝复治疗是通过在缺损区放置假体,利用假体来实现患者口鼻腔隔离,相对解决发音、咀嚼和吞咽等问题。由于假体的修复具有不需供区、对机体损伤小、便于对肿瘤复发的检查、修复不依赖局部血供等优点,在临床上应用较广。但是,赝复体的使用效果在很大程度上受到余留牙齿、颌骨及邻近软组织的限制,存在口鼻瘘封闭差、进食易呛咳、需取出清洁、口腔卫生差等不足。

基于上述情况,针对颌骨缺损,一般采用修复与外科重建联合治疗的方式。修复科医生与颌面外科医生共同参与术前会诊、手术的实施及术后的修复重建。由颌面外科医生通过植骨、植皮和 / 或人工材料植入,为修复治疗创造最佳的局部条件,再由修复科医生完成最终修复。这种联合治疗从功能与面部外形方面均大大提高了颌骨缺损的修复重建效果。

关于修复的时机,因颌骨缺损导致患者口腔生理功能障碍,并伴随不同程度的面部畸形,严重影响患者的生存质量,因此早期修复治疗是非常必要的。常规颌骨缺损系列修复过程包括三步:①在手术前制作腭护板,手术后立即戴入腭护板(或翼状导板),可保护手术区创面,免受唾液和食物的污染;②术后 1~2 周拆线,同期将腭护板修改为暂时性阻塞器供患者戴用,以减少瘢痕的挛缩,减轻面部畸形的程度,并恢复部分生理功能;③手术后 2~3 个月,待手术创面完全愈合,进行正式修复体的制作。

5. 颜面缺损修复的传统治疗过程是怎样的? 有哪些新技术可提高修复效果?

颜面赝复体传统的制作方案是采用手工制作的方式。整个流程有二十几道工序,包括以下基本步骤:①使用印模材料获取患者面部缺损区及周围组织器官的模型;②在模型上手工雕刻缺损区形态的蜡型;③将蜡型在患者面部缺损区试戴;④基于试戴结果对蜡型外形进行修整,直至医患双方满意;⑤蜡型进行装盒、去蜡、硅橡胶内着色、硅橡胶固化、边缘修整、硅橡胶外着色等后续技工制作过程,最终制作出颜面赝复体。由于颜面赝复体的外形仿真需求高,赝复体制作者不仅要有足够的医学知识和经验,还要有高超的美术、雕塑技能。培养一名合格的赝复医生或技师需要长时间的训练和大量的临床实践积累。

CAD/CAM 技术在口腔医学领域的发展,使上述颜面赝复体的制作过程大大简化,为颜面缺损的快速仿真修复提供了新的途径。利用 CAD/CAM 技术修复颜面部缺损的基本过程包括:三维数据获取、计算机辅助形态设计、3D 打印加工制作。

三维数据获取是 CAD/CAM 修复颜面部缺损的基础。一方面,需要获取患者颜面部原始的三维形态数据,可以借助 CT 扫描三维重建、三维激光扫描、立体摄影扫描等方法实现;另一方面,要获取缺损器官的正常参照模型来进行赝复体的外观形态设计,该参考模型可借助上述各种三维数据采集手段获取健侧器官三维数据后镜像翻转,也可从国内外已有的正常器官的三维形态数据库中调取。

计算机辅助形态设计是 CAD/CAM 修复颜面缺损的最主要环节,决定了赝复体的仿真效果。这个环节需要医患双方在交流中进行,由医生主导,患者配合,最终由计算机软件实现。

赝复体的最终制作环节需要借助 3D 打印完成。虽然目前 3D 打印技术有多种可加工的材料,但尚未实现赝复体用硅橡胶直接 3D 打印制作。临床中可采用 3D 打印蜡型,再经过常规的技工制作流程完成赝复体制作,也可以采用 3D 打印出赝复体的树脂阴模,在阴模中灌注硅橡胶完成赝复体的制作。

近年来,借助 CAD/CAM 实现颜面部缺损修复的理论与技术日趋成熟,临床推广应用也在逐步开展,修复的效率及最终的仿真效果得到了大幅提升。

6. 放射治疗后能否做种植体辅助固位和支持的赝复体?

良好的固位和支持是颌面缺损修复成功的基础,种植体技术的迅速发展及其在颌面缺损修复领域的应用,显著提高了颌面缺损的修复效果。但是,很多颌面部肿瘤导致的颌面缺损患者,在肿瘤切除术后需要接受放射治疗。放疗不仅杀死肿瘤细胞,对正常的组织细胞也会有损伤,周围骨组织和血管等超微结构会被破坏,因此放疗曾被认为是种植修复的禁忌证。近年来,随着放疗策略的改进与种植技术的进步,放疗区种植修复已有临床报告。尽管如此,国内外研究结果显示,颌面部放疗区种植失败率大约仍是非放疗区的2~3倍,放疗区种植修复需谨慎。

放疗造成的骨组织损伤表现出剂量依赖性的特点。放射生物学理论认为,骨组织的耐受剂量是60Gy。照射剂量超过60Gy时,骨修复的能力受到较大损害;小于60Gy时,处于耐受剂量范围,骨组织尚具有一定修复能力。目前,临床上常规以低于50Gy的总放射剂量作为颌面缺损后能否行种植修复的限定标准。当然,也要考虑患者个人的全身状况,对于年龄较大、全身状况较差的患者,放疗后应慎重选择种植修复。

放射治疗的实施方案也会影响种植修复的效果。如分次进行放疗,在分次放疗间隙,骨组织能够进行一定程度的自我修复。若在较短的时间内进行大剂量放疗,骨组织的损伤会更为严重,自我修复的时间更长。一般情况下,颌面部肿瘤放疗术后半年内,不建议行种植体植入术。

7. 颌骨部分或全部缺损能修复吗?

颌骨包括上颌骨和下颌骨。上颌骨是位于面中部的一对左右对称的中空骨骼。下颌骨呈马蹄铁形,是左右对称的整体结构。上下颌骨共同构成了面中下部的主要骨架。

　　上颌骨自身形态与结构特殊,周边邻近的组织结构也很复杂,因此采用植骨、组织瓣转移等外科重建方法修复上颌骨缺损的效果不理想。目前临床上多数上颌骨缺损仍采用赝复体修复的方式,用假体来封闭口鼻腔并修复颌骨缺损伴随的牙齿缺失,以恢复咀嚼、吞咽、语音等功能。

　　基于缺损部位和范围的不同,上颌骨缺损有多种形式,不同缺损形式对于赝复体的设计制作难度以及最终的修复效果具有重要影响。如果患者仅仅是上颌骨硬腭部缺损,没有伴随牙齿的缺失,赝复体可以利用牙齿获得很好的固位和支持,而且仅需要发挥封闭口鼻腔的作用,不需要负担咀嚼功能,这种情况下的赝复体能够达到良好的修复效果(图 8-3)。口内余留牙的情况对于修复的难度与效果也有较大影响。如果患者上颌没有余留牙,赝复体不能获得足够的固位和稳定,就无法正常行使功能。这种情况下,需要采用种植修复的方案,利用种植体为赝复体提供固位和支持(图 8-4),但是修复的难度和治疗的费用会大幅度提高。最难修复的状况是患者双侧上颌骨全部缺失,赝复体无法借助颌骨获得固位和支持,这时需要在周边骨组织(例如颧骨)内植入种植体,并设计特殊的结构与赝复体连接。

　　与上颌骨缺损的修复不同,下颌骨是与颌面部其他骨结构不发生直接连接的游离骨。下颌骨的左右双侧联动作用是通过下颌运动行使口腔功能的基础,而下颌骨的连续性是实现其左右联动的基础。对于没有破坏下颌骨连

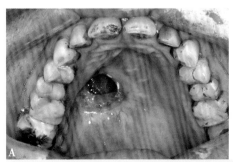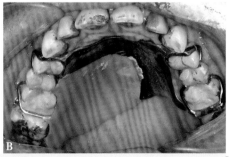

图 8-3　无牙齿缺失的上颌骨缺损仅需利用赝复体封闭口鼻腔
A. 修复前　B. 修复后

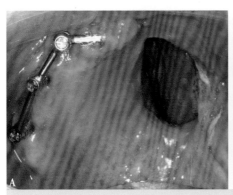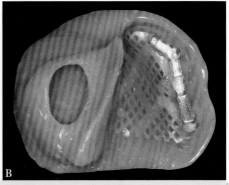

图 8-4 无余留牙的上颌骨缺损利用种植体为赝复体提供固位和支持
A. 健侧上颌骨植入种植体,上部设置杆式结构　B. 赝复体组织面设置对应卡结构

续性的缺损,修复一般采用赝复体的方法,与常规可摘义齿修复类似,利用假体来恢复下颌缺损的软硬组织与缺失的牙齿。如果颌骨缺损导致下颌骨连续性丧失,仅仅依靠赝复体是无法恢复下颌骨功能的,必须首先采用骨移植或牵张成骨等外科手术方案,恢复下颌骨的连续性,在此基础上,赝复体才能发挥作用。